儿科医生给家长的 60 条建议

张月萍　著

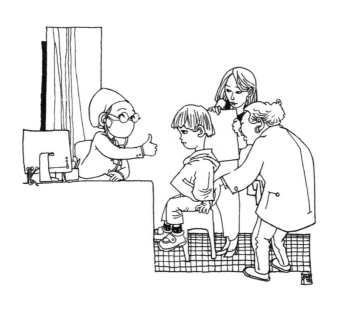

第四军医大学出版社·西安

图书在版编目（CIP）数据

儿科医生给家长的 60 条建议 / 张月萍著. —— 西安：
第四军医大学出版社，2024.1
ISBN 978 -7 -5662 -0983 -2

Ⅰ.①儿… Ⅱ.①张… Ⅲ.①小儿疾病—诊疗 Ⅳ.① R72

中国国家版本馆 CIP 数据核字（2023）第 251217 号

ERKE YISHENG GEI JIAZHANG DE 60 TIAO JIANYI
儿科医生给家长的 60 条建议

出版人：朱德强　　责任编辑：土丽艳　李　澜

出版发行：第四军医大学出版社
　　　　　地址：西安市长乐西路 169 号　邮编：710032
　　　　　电话：029-84776765　　　　传真：029-84776764
　　　　　网址：https://www.fmmu.edu.cn/press/

制版：西安聚创图文设计有限责任公司
印刷：陕西中财印务有限公司
版次：2024 年 1 月第 1 版　　2024 年 1 月第 1 次印刷
开本：889 × 1194　1/32　　印张：8　　字数：170 千字
书号：ISBN 978 -7 -5662 -0983 -2
定价：36.00 元

前言

儿科医生与家长的交流是儿童疾病诊疗的前提。儿科医生若是"侦探"，家长就是提供详细"情报"的"线人"。

孩子生病时，家长往往迫切希望能参与诊断，却不知如何配合医生的检查；家长总是希望孩子得到最优化的治疗，却常常无意中诱导或迫使医生做出不适当的决策。对于家长而言，了解一些疾病的科普知识是必要的，而更重要的是具备与医生高效沟通的能力。对于孩子的疾病，家长提供的信息越多，医生就越有机会打"伏击战"；反之，医生就只能打"遭遇战"。

家长与医生有效沟通的重要性不言而喻，但却长期被忽视。

作为一本面向家长的健康教育读物，本书上篇"就诊与治疗"，通过12组对话和45个病例，告诉家长怎样培养孩子配合医生检查的能力，怎样高效而详细地叙述孩子的病情，怎样避免诱导医生做出不适当的医疗决策；忠告家长不要自作主张给孩子使用抗生素，不要将不良情绪传递给孩子；提醒家长尽量规避加号看病的风险；希望家长了解医学的不确定性，了解诊疗过程中必要的等待和观察过程，从而避免医生的自卫性医疗。本书下篇"常见病的家庭管理"，通过 23 个典型病例，讲解一些儿科常见疾病的临床特点，目的是告知家长什么时候应该居家观察，什么时候应该及时就诊。

若家长能充分提供关于孩子病情的有效资料，并给予医生足够的信任，我们就向医患共同决策的理想境界迈进了一步。希望本书能促进医患双方的理解与合作，能促使家长重视和提高对患儿的家庭管理能力，从而使患病的孩子得到最优化的医疗服务，最大限度地减少医源性伤害。

目 录

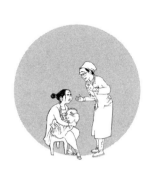

上篇

就诊与治疗

带孩子看病，你准备好了吗？

带孩子去看病，家长的任务绝不仅是把孩子带到医生面前那么简单。准备奶瓶、尿布和就诊卡之类的事情一般不会被家长们忽视，但另一类准备却被极大地忽视了。那就是清楚地叙述孩子的病情，准确地回答医生的提问。三甲医院的医生接诊一位患者的平均时间是8分钟，而医生希望在8秒之内听到主诉。若家长的叙述不得要领，被医生打断的平均时间是14秒。

亲爱的家长，你可以问问自己：我能在8秒之内说清孩子的主诉吗？能准确回答医生的提问吗？孩子需要就医时，你想过怎样帮助孩子配合医生的检查吗？孩子就诊时因为恐惧而哭闹，你欺骗或恐吓过孩子吗？孩子患病时，你能控制自己的情绪吗？你曾诱导或迫使医生做出过度的医疗决策吗？

带孩子看病，是家长和医生共同参与的一个事件。家长提供的病史，家长的情绪以及家长对医疗程序的理解能力，都会在很大程度上影响医生的诊疗行为。理想的医疗活动来自医患共同决策。

带孩子看病，你准备好了吗？

去医院之前

1 请准备好病历资料，
并将病历和检查单叠放整齐

　　医生接诊时，若是看到有序叠放的检查报告单，就可以在最短的时间内理清患者的病情经过，可以大大地节省询问病史的时间，提高接诊效率。

　　13岁的洋洋间断腹痛5年，在各级医院就诊无数次。他的妈妈从包里掏出一叠整齐有序的报告单，若干次腹部B超，若干次血生化、血常规，若干次尿素碳呼气试验，两次胃镜、肠镜，一次全腹CT，分类清楚，均按日期由近至远装订。通过翻阅这些报告单，就能在半分钟内对洋洋的病史了解得十分清楚。我不必追问家长"孩子最近一次胃镜是什么时候做的？""多次腹部B超结果有什么变化？""有没有做过腹部CT？"

　　4岁的李可反复呼吸道感染，咳嗽迁延不愈。爷爷带着她来就诊，手提一个塑料袋。我问："拍过胸部CT吗？查过肺功能吗？"爷爷说："拍过，查过。"但在塑料袋里翻找无果。我说："把检查单都拿出来吧！"爷爷揪住塑料袋底部，口朝下倒出一些大小不一的纸张。里面有数次胸片报告单，也有数次肺功能检查单，有若干次血常规和血沉报告单，还有免疫球蛋白系列和 T 细胞亚群检测报告单，但没有找到胸部 CT 报告单。我拣出一些有用的资料，把其他单据（缴费收据、刷卡小票、出院证等）还给爷爷，告诉他下次来把所有检查报告单按时间顺序订好，不要和其他单据混在一起。爷爷点头同意。

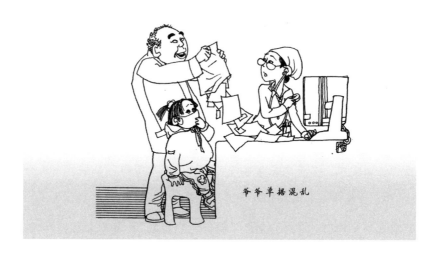

爷爷单据混乱

带孩子就诊时，把过去的检查报告单叠放整齐交给医生，这并不是一件困难的事情，但能这样做的家长确实不多，大部分家长会忽略这个细节。亲爱的家长，你愿意花点时间把孩子的病历资料叠放整齐吗？

2 告诉孩子将要去做的事

你曾经在带孩子去医院之前，告诉孩子将要去做的事情吗？你曾经告诉过孩子应该怎样配合医生的检查吗？

有一个2岁男孩，因咳喘1周来诊。我听诊时他端坐不动（大部分孩子会采取一种自我保护性的弯腰含胸的坐姿），也不发出声音（有些外向调皮的孩子会在听诊时不停地说话），并且有规律地深呼吸（大部分孩子不会主动进行深呼吸）。因为他的双肺有典型的细湿啰音和喘鸣音，我示意学生也来听。学生听诊的时候，男孩依然端坐不动，继续有规律地深呼吸。学生听完了，直起腰来，孩子才放松身体，开始扭过身子和妈妈说话。我表扬了他，并且对他的妈妈说，2岁的孩子就能配合医生查体，实在难得。妈妈说在家教过他如何配合医生。看来在医生和护士眼里最难对付的2岁孩子，也可以表现得训练有素。

另一个成功的例子是瑶瑶。我听诊时，妈妈对孩子说"用力呼吸，别说话"。4岁的瑶瑶很听话，她停止说话并开始做深呼吸动作。最让我满意的是妈妈对孩子说"别说话"。因为大多数父母不仅没有意识到应该让孩子保持安静，而且还习惯于在医生听诊时继续说话，或者训斥哭闹的孩子。

在儿科门诊嘈杂拥挤的环境里，因为疾病带来的不适感和对陌生环境的恐惧，孩子们多少都是紧张不安的。一个孩子的哭声会在诊室内外迅速蔓延，引起一群孩子哭闹。如果家长提前告知孩子将要去的地方、将要见的人、将要做的事，孩子的紧张情绪就可能会得到有效缓解。然而，有的家长不仅不告知孩子将要去医院看病的事，反而以去游乐场或去动物园为借口欺骗孩子。可想而知，当孩子到达医院，看到所处的环境与其心理预期反差很大时，就只能以大声哭闹来反抗。所以，要想让孩子配合医生，就要**提前告诉孩子将要去做的事**。

在医生对孩子进行查体时，一般来说2岁左右的孩子最不配合。与1岁左右的小婴儿相比，2岁左右的孩子会"有效自卫"，比如在哭闹时紧闭嘴巴，拒绝口咽部检查；或者双臂夹紧护着前胸，拒绝接触听诊器。当孩子们不知道将要发生的事情时，这些自卫式的反应是合情合理的。3岁以上的孩子基本能够判断医生的举动对自己有无危害，对体格检查只是警惕，而不抗拒。大部分学龄前和学龄期的孩子虽然不抗拒，但都不知道应该怎样配合医生的检查。有的孩子在医生听诊时嘴里发出"叽叽咕咕"的声音，或者发出"咔咔"的笑声，或者在凳子上扭来扭去，或者故意地屏住呼吸，使医生无法听到呼吸音。所以，家长们有必要告诉孩子怎样配合医生的检查。

在儿科门诊就诊时,大多数情况下要求孩子安静地坐着即可(少数情况下,会要求孩子平躺在诊察床上)。孩子坐姿端正和保持安静时,肺部听诊更清晰,有利于医生做胸腹部查体。所以,家长平时可以训练孩子,教导孩子在医生检查时**坐端正,不说话,深呼吸**。

提前告知,提前训练,会减少孩子对医院和医生的恐惧,降低孩子就诊过程中的不愉快体验。

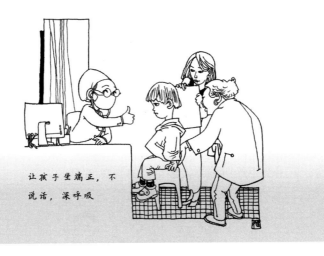

让孩子坐端正,不说话,深呼吸

3 提前教孩子认识听诊器和压舌板

儿科医生使用频率最高的工具有两个：一个是听诊器，一个是压舌板。

当医生用听诊器的胸件去接触孩子的前胸、后背和腹部时，孩子可能因为对听诊器的恐惧而努力躲避，为听诊器放置在合适的位置制造各种困难。听诊器不会对孩子造成任何疼痛威胁。听诊器胸件的背面是金属材质，而接触孩子皮肤的部分是塑料，所以接触皮肤时并不那么冰凉。若是孩子通过玩具认识听诊器，知道听诊器的用途，就不会拒绝听诊器接触自己的胸腹部了。

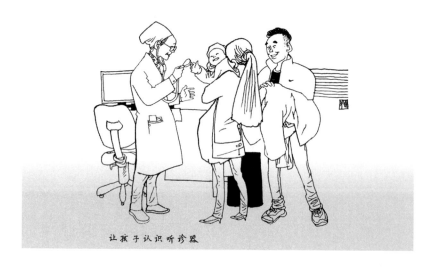

让孩子认识听诊器

压舌板是对孩子有威胁的一个工具。几乎所有孩子都畏惧或抗拒压舌板。但是，大部分在儿科就诊的孩子都要接受咽部检查，因为患呼吸道疾病的孩子数占儿科门诊就诊人数的 70% 以上。咽部必须充分暴露，医生才能看清咽喉部是否充血，是否有疱疹或溃疡，扁桃体是否肿大和有无化脓，咽后壁有无脓涕倒流，有无淋巴滤泡增生，等等。要使咽部充分暴露，就要用压舌板按压舌根，诱发恶心反射。只有少数孩子不需要借助压舌板，张嘴就能充分暴露咽部。

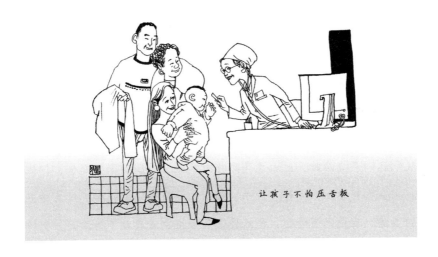

让孩子不怕压舌板

　　一般来说，3 岁以上的孩子能够克服对压舌板的恐惧，自觉配合医生进行咽部检查，这与进入幼儿园后的训练有关。1 岁以内的婴儿，还没有产生对压舌板的恐惧，不会配合，也不会抗拒。哭闹时小嘴大张，更有利于压舌板探入。最难配合咽部查体的是 2 岁幼儿。他（她）们嘴唇紧闭，牙关紧咬，即使大哭时也不松开牙齿。

万不得已时，需要家长捏住孩子的鼻孔，迫使他（她）张口呼吸。但是，如此这般的不愉快经历会让孩子对咽部检查产生更大的恐惧，在复诊时更加抗拒。

有一位年轻父亲成功地训练自己两岁的儿子如何配合医生做咽部检查。当我拿起压舌板的时候，那位年轻爸爸对孩子说，现在该张大嘴了，就像刚才在家对爸爸做的那样，孩子果然乖乖地张大了嘴。

有一次，我正要家长配合我把压舌板放入一个1岁幼儿的嘴里，旁边5岁的小哥哥突然说："医生奶奶，先别用那个，我会让妹妹张嘴。"他对着妹妹张大嘴巴，发出"啊——啊——啊"的声音，他的小妹妹果然跟着他也张大了嘴"啊——啊——啊"。这说明1岁多的小孩子也是可以被训练的。

在配合检查方面我印象最深的小朋友是李木。他五官清秀，皮肤红润。来就诊时，他由于高热呼吸急促，小胸脯微微起伏，但他端坐在爸爸腿上，安静、放松、顺从，没有警惕的眼神，没有防卫的姿势。不畏惧听诊器，也不畏惧压舌板。看我放下听诊器，扔掉压舌板，开始打印处方时，轻轻地说"谢谢"。他的爸爸接过处方，抱着他站起身的时候，他又轻轻地说"再见"。一切都那么自然，那么顺理成章。然而，他只是个1岁8个月的幼儿，面对医生能够像大人一样控制自己的行为，这要归功于他的爸爸平时用听诊器和压舌板对他进行的就医训练。他是我接触过的主动配合医生检查的年龄最小的孩子。

家长们习惯用"年龄小"来宽容孩子不适当的行为，也常因"年龄小"就不去规范孩子的行为。事实上，我们可能远远低估了婴幼儿对事物的理解能力。可能远在我们认为他（她）能听懂大人对话的那个年龄之前，他（她）就能够明白我们的意思，只是无法表达出来而已，但这并不妨碍他（她）的服从和模仿行为的建立。

　　我在门诊曾遇到一个 18 个月的小宝宝，妈妈抱着她刚坐下，她就说"尿"，妈妈说"尿吧，你穿着纸尿裤呢"，她迟疑了几秒钟，又说出一个字：臭。一个"臭"字，说明这个 18 个月的幼儿有她的行为准则和清楚的逻辑思维。她拒绝在公共场合撒尿，即使尿在自己的纸尿裤里也不愿意。

　　婴幼儿能够接受行为训练的最小年龄，总是超出我们的想象。就诊前，家长只要**提前教孩子认识听诊器和压舌板**，就能大大地减少孩子对医院和医生的恐惧感，减少孩子在就医过程中的不良体验。

4 请不要欺骗和恐吓哭闹的孩子

"听话！不然医生给你打针！"

"别哭了！再哭给你打针！"

带孩子看病时，你曾经对哭闹的孩子说过这样的话吗？

崔青青2岁半，是个胖乎乎的小丫头。一进诊室她就大哭，很委屈的那种哭泣。爷爷奶奶和爸爸不停地劝阻她，各种利诱无效后直接威胁她"再哭让医生给你打针"，可是小丫头仍然不管不顾地哭着。

我看完了前一个患儿后，奶奶抱着崔青青坐在我面前。我放下手里的笔，直起腰靠在椅背上，尽量拉大和她之间的距离，同时阻止爷爷和爸爸对她的劝阻。我看着小丫头的眼睛说："让孩子哭吧。她不高兴到这里来，你们非抱她来是不是？"小丫头哭声小了，抽泣着偷看我一眼。我仍然靠在椅背上，伸手摸了摸她的小手，说："看漂亮的小胖手，有4个小酒窝呢，小脸上有没有酒窝啊？"小丫头不哭了。我伸手轻轻摸了一下她的小脸，顺便感觉一下枕后、耳后和颈部的浅表淋巴结，她没有抗拒。我把听诊器的胸件放在她手心里，对她说："这是听诊器，能听到你的心跳和呼吸，让我听听好不好？"她看着我，没有拒绝。接下来，我把听诊器放在她的前胸、后背，她一点都不挣扎。最后，我拿出一次性压舌板，慢慢地撕开塑料包装，告诉她："这是压舌板，轻轻压住舌头我就能看清你的小嘴了……"，话没说完，她竟然很乖地自己张大嘴巴配合我。然后，我边开单子边说："要给崔青青查个血，看看生了什么病好吗？"后来查血回来，爷爷很自豪地说崔青青采血也非常配合，并且没哭！

看来，2岁半的幼儿并非不能沟通，而是不能用简单粗暴的语言沟通。2岁半的小人儿，有自我意识，她应该被预先告知她生病了，需要到医院寻求帮助。**她应该被告知医生和护士是帮助她的人，而不是伤害和惩罚她的人。**

孙琪琪2岁整，一直哼哼唧唧在爸爸怀里不安地扭动。她背对着我，不时地说"爸爸爸爸，走"。对于这样的小患者，医生的听诊通常是从背部开始，然后再从背部绕到前胸，以此避免与孩子面对面时增加孩子的恐惧心理。我把听诊器放在她的背部，说："孙琪琪很会配合我的，对不对？就这样，琪琪不动，真好！后面听好了，再听听前面好不好？"我正要将听诊器的胸件从背后绕到她的胸前，没想到她乖乖地转过身来了，让我能够用最舒适的动作完成心脏听诊。我收起听诊器时，她小手握拳屈肘收在身体两侧，警惕地看着我。我说："孙琪琪很聪明，知道怎么配合医生对不对？"我握住她的小手轻轻展开小小的手掌，然后缓缓拿出压舌板，说："孙琪琪知道要张大嘴看里面的是不是？"她迟疑了一下张开小嘴。

压舌板迅速探入轻压舌根，恶心反射引出，清楚地暴露咽部的同时，我双手捧住她的小脸，一边触摸浅表淋巴结一边夸奖道："好了。孙琪琪真棒！"由于恶心反射她双眼噙着泪光，但表情却是放松的，身体也不再扭动逃避。她的爸爸用欣赏的眼光注视着她，告诉我她的女儿第一次看病没有哭。

2岁的孩子对自己的名字已经很敏感。在引起孩子注意和与之有效沟通方面，名字比"宝宝"这一通用称呼有效得多。而且，名字能唤起孩子的独立意识，肯定语气能诱导孩子做出正确的行为反应。相反，"不听话就打针"这样的威胁不仅无效，而且有害。因为，**对于需要打针的孩子，他很快就意识到，在医院里是否听话和打针根本没有关系**，那么，以后每次到医院时孩子都可能会无端恐惧，大哭大闹。

所以，带孩子看病时，**不要试图用欺骗和恐吓换取孩子的配合。**

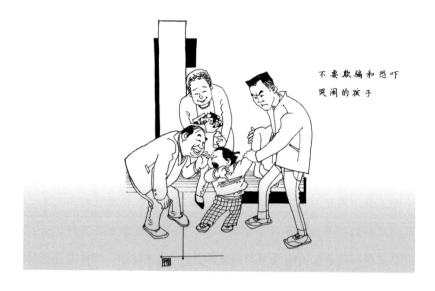

不要欺骗和恐吓哭闹的孩子

5 请给孩子穿宽松易解的衣服，就诊时请右手抱孩子

体格检查是儿科医生的重要诊查手段。医生给孩子做体格检查时，充分暴露孩子的胸腹部是必要的，有时还要充分暴露四肢。在充分暴露孩子躯体的一瞬间，医生一眼就可判断孩子的呼吸模式是否正常，有无呼吸困难，有无畸形，有无皮疹和出血点等。如果孩子穿宽松易解的衣服，医生看这一眼只需数秒钟。反之，家长为了解开孩子的衣服，会手忙脚乱甚至动作粗暴，解开衣服的过程越不顺利，耗时越长，孩子就越紧张，越恐惧。

雨英之子刚过百天，因全身皮疹来就医。他在襁褓里酣睡，不想惊醒他似乎很难。在奶奶的帮助下，我慢慢地解开他的偏襟小棉袄，又解开棉袄里面的偏襟小棉衫，以及贴身的小肚兜。三只大手在婴儿的身上纠缠了1分钟，才暴露出婴儿身上的皮疹。如果给婴儿穿对襟小袄，不穿肚兜，则只需几秒钟就可充分暴露躯干部的皮肤，而且也不容易惊醒酣睡的婴儿。

6岁的可可是来看腿疼的，妈妈说她腿疼起来会哭出声儿来。我自然要检查一下她的膝关节是否红肿。但她穿着紧身裤，无法将裤管拉起。妈妈让她脱下裤子检查，她不肯。我清空了诊室里候诊

的人，关上门，她仍然不肯。因为诊室临街的一面墙是落地玻璃，外面的行人看向窗内可以一览无余。我拉下百叶窗，仔细遮挡住光线，可可才极不情愿地脱下紧身裤，露出双膝关节让我检查。她的膝关节没有红肿，也没有压痛。我告诉妈妈可可的腿疼可能是生长痛，不用太紧张。但可可的表情很窘，她一定很委屈。若是穿一条宽松的裤子，她就可以撸起裤腿，不必经历这场不愉快了。

所以，带孩子看病时，**不要让孩子穿难解的肚兜；不要穿背带裤、连脚裤、连体衣、连衣裙；不要穿有烦琐装饰的衣服；不要穿紧身衣；内衣不要太厚；也不要穿太多层。**

另外，大部分的人是右利手，习惯把孩子抱在左侧，但这样的抱姿使坐在对面的医生不能充分看到孩子的正面，也不利于右利手的医生给孩子做体格检查。所以，**就诊时请右手抱孩子。**

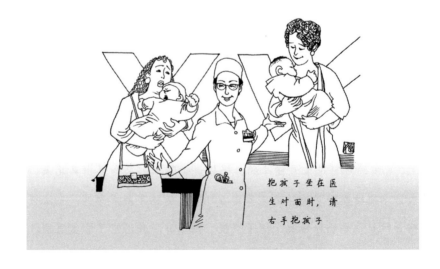

抱孩子坐在医生对面时，请右手抱孩子

在医院就诊时

儿科自古以来被称为"哑科"。小孩子不能准确地描述自己的病情，需要家长代诉，而大多数家长在叙述孩子病情方面很不称职。因此，儿科医生在询问孩子病史的时候，常常感到困难重重。下面是一个典型的例子。

家长：孩子老叹气，感觉气不够用。

医生：这种情况有多长时间了？

家长：2012 年有 1 次，2013 年 1 次，这学期又开始了。

医生：2012 年那一次，叹气这个症状持续了多长时间？

家长：那时候查了心肌酶，医生说是心肌炎，用了药就好了。

医生：那时候心肌酶很高吗？

家长：好像有点高。

医生：心脏 B 超做了吗？

家长：好像没有。

医生：心电图做了吗？

家长：好像做了吧……

医生：那么，2012 年的长叹气持续了多长时间？

家长：医生，你说心肌炎为什么老是复发？

医生：如果只是心肌酶有点高，还不能算是心肌炎。孩子除了长叹气还有别的不舒服吗？到底多长时间就好了？

家长：记不得了，反正后来就好了。

医生：好吧，2013 年那次叹气是怎么回事？

家长：去医院看了，还说是心肌炎，吃了些药就好了。

医生：吃了些什么药？

家长：有白片片药，还有中药……

医生：那，孩子这次叹气有多长时间了？

家长：医生，能不能全面检查一下，到底是什么问题呀？

医生：……

　　在上面的问诊过程中，这位家长不能准确回答医生的问题，不能提供孩子长叹气的病程、伴随症状、辅助检查结果和治疗经过，只是按照自己的思路进行提问。这位家长急切地想知道孩子长叹气到底是什么原因，为什么老复发，并要求全面检查一下。但是，家长却忽略了一个重要问题：医生必须获得详细的病史资料才能做出较为准确的判断。

　　本部分内容试图告诉家长们：带孩子去看病时，家长应该提供给医生哪些重要的信息。

6 请直接说出就诊的主要原因(主诉)

医生接诊患者，需要了解的第一件事是主诉。主诉就是你带孩子来看病的主要原因。

主诉包括两个信息：一是主要症状，二是主要症状持续的时间。比如：发热3天（发热是主要症状，3天是主要症状的持续时间），咳嗽2周（咳嗽是主要症状，2周是主要症状的持续时间），便秘2月（便秘是主要症状，2月是主要症状的持续时间）等。

主诉是医生诊断疾病的重要线索，患者的主诉常常指向最终的诊断。医生要围绕主诉进行下一步的问诊和体格检查，根据问诊和体格检查得到一个初步诊断。为了进一步获得符合初步诊断的客观证据，医生会开出相应的辅助检查单，如血常规、心电图、胸部X线、头颅磁共振等。

一般情况下，主诉与最终诊断是吻合的。因此，患者的主诉将引导医生的诊断和治疗方向。若家长不能提供明确的主诉，医生的诊治过程就会出师不利。然而，并不是每位家长都能准确地说出孩子的主诉。关于主诉常见的困难情形如下。

关于主诉的困难情形之一：家长对孩子的主要症状叙述不清

▼ **无症状**

夜门诊。一家三口（爸爸妈妈和奶奶）抱着 1 岁半的小宝来就诊。一落座，奶奶就开始诉说：医生你好好给我孙子看看。半岁以后都住了 3 次院了。每次住院输十几天液，出院后接着吃药。一停药就犯。青霉素和先锋，还有利巴韦林、干扰素、丙球都输过，头孢克洛和阿奇霉素吃了好几盒，一停药就犯。他的药有满满一抽屉……这么小的孩子用那么多药，将来会不会无药可用了？

这个案例中，奶奶很焦虑。我试图打断她的话，问问小宝到底为什么住院，停药就犯的主要症状是什么，但没有成功。奶奶顺着她的思路讲着她的担忧，但始终没有讲出孩子的主要症状。我的笔悬在病历本上方，写不出主诉。我不能写"反复住院 1 年"。当奶奶又开始新一轮叙述表达她的焦虑和担忧时，我强行打断她的话，直接问："孩子每次犯病发烧吗？咳嗽吗？"奶奶答："先发烧，接着就咳嗽，咳嗽刚停没几天又发烧。"如果奶奶一开始就**叙述症状**：小宝半岁以后反复发烧咳嗽，已经住过 3 次院……我便会在几秒钟内洞悉小患者的主诉：反复呼吸道感染 1 年。

▼ **从头说起**

下午，一位年轻妈妈抱着 1 岁的宝宝来就诊，我问："孩子怎么了？"她满面愁容地说："上个月 15 号开始发烧，烧了两天开始咳嗽，去儿童医院看，说是肺炎。住了十几天院。前天才出院。出院的时候不烧了，但咳嗽没好利索。昨天突然吐了好几次，又去儿童医院看，又让住院。可是孩子精神挺好的，我就没住。但是今天又吐了，啥都不肯吃（主诉终于出现：呕吐2天），医生你看需要住院吗？咋回事呀？需要全面检查吗（就诊的主要目的）？"

在这个案例中，年轻妈妈从头说起，她最关心的不是本次生病（呕吐2天）的诊断和治疗，而是近2周来孩子的身体状况。她说了7句话才说出了本次就诊的直接原因，而医生最希望在前三句就能了解导致患者就诊的最直接原因。

有时候，就诊者的目的和主诉不一致，所以不能直接说出主诉，这样不利于医生迅速掌握患者的病情。这位年轻妈妈叙述的病史，是在医生明确主诉之后，需要了解的信息。所以，更高效的叙述方法是先说"孩子呕吐2天"，再说"孩子前天刚从儿童医院出院"。

▼ 症状群

一位年轻妈妈抱着3岁的儿子来就诊，她这样诉说：宝宝从小就不好好吃东西。好几天解一次大便，很费劲。晚上老趴着睡，翻腾个不停，磨牙声大得吓人，晚上出汗特别多，睡一觉枕巾和床单都湿出一个人形。哦，还掉头发，指甲上有白点，你看他脸上皮肤颜色很不均匀。时不时地就有点咳嗽。前天开始不肯走路，一走路就摔跤。

这位妈妈在叙述了孩子的诸如厌食、便秘、磨牙、盗汗、脱发、咳嗽等老毛病之后，真正促使她来就诊的新毛病（主诉）才终于出现：下肢无力3天。一般而言，促使家长带孩子来就诊的直接原因只有一个。当患者有不止一个症状时，应该先叙述最新出现的症状。比如这一案例中，患儿近3天走路摔跤才是应该最先告知医生的症状，这个症状将引导医生做出及时的诊断和治疗决定，而前面叙述的诸多症状在孩子身上长期存在，只有当没有急性症状出现时，才被当作主诉处理。

▼ 期望1次就诊解决多个问题

一天下午，我接诊了一个反复晕厥1周的10岁男孩。妈妈只用了两句话描述孩子晕倒这件事，紧接着就说孩子爱感冒，一咳嗽就持续好长时间。我正要追问孩子咳嗽的特点，她又转移重点，说孩子打小不爱吃饭，长得太瘦，一点抵抗力都没有。我刚要问孩子的身高体重，了解他的营养状况，妈妈再次转移话题，说孩子睡觉不老实，磨牙声音很大，还爱发脾气。

其实，这男孩最大的问题是反复晕厥，妈妈却不能重点叙述晕厥这件事。她希望在一次就诊中解决孩子所有的问题，包括新问题和老问题。这种心情无可厚非，但是，在平均每人8分钟的就诊时间里，医生的注意力是集中在对孩子危害最大的事件上的，家长花时间去讲次要的问题，并不能提高就诊效率。

所以，**建议家长一次就诊解决一个问题。**

关于主诉的困难情形之二：症状持续的时间模糊不清

▼ 便秘的宝宝

医生：宝宝怎么不好？

妈妈：我家宝宝老是便秘。（主要症状很清楚）

医生：便秘多长时间了？

妈妈：可长时间了。（症状持续的时间不清楚）

医生：从什么时候开始便秘的？（试图问清症状持续的时间）

妈妈：从小时候就便秘。（便秘的持续时间仍然含糊不清）

医生：从几岁开始便秘的？（继续努力收集主诉的另一个要素：症状
　　　持续时间）

妈妈：反正从来没拉过肚子。（因为说不清，所以开始答非所问）

医生：孩子上幼儿园大班了吧？（换个问法）

妈妈：刚进中班。（答案明确）

医生：几岁上的幼儿园？（迂回提问）

妈妈：3 岁。（答案明确）

医生：上幼儿园之前还是之后开始便秘的？（启发式提问）

妈妈：没上幼儿园时 2~3 天大便 1 次，上了幼儿园以后，3~4 天大便
　　　1 次。（想起了一些事实）

医生：孩子几岁断的奶？（再启发）

妈妈：半岁我就没奶了，一直喝奶粉，现在 4 岁了，还是爱喝奶，不

爱吃饭。（说出了和便秘相关的不良饮食习惯）

医生：断母乳之前孩子几天大便1次？（继续追溯便秘出现的时间）

妈妈：吃我奶的时候，1天1次，有时候1天2次。（终于想起孩子便秘的起始时间了）

经过8个回合的问答，我在病历本上写下一个完整的主诉：便秘3年半。但是，只有当候诊患者少的时候，我才有时间与妈妈问答8个回合，弄清楚孩子症状持续的确切时间，一般情况下，最多问答3个回合，就不会在这一问题上继续纠缠下去。所以，妈妈在带孩子看病之前，最好自己回忆一下，弄清楚孩子出现主要症状的起始时间。

▼ 腹痛的女孩

妈妈：孩子老喊肚子疼。

医生：老喊肚子疼多长时间了？（问的是间断腹痛的病史长短）

妈妈：她不是一直疼，一会儿疼，一会儿又不疼……（答的是每次腹痛持续的时间）

医生：有肚子疼这毛病多长时间了？（仍然追问反复腹痛发生的时间）

妈妈：不是天天疼，有时候好几天不说疼，有时候一天说好几次疼。（答的是腹痛发生的频率）

医生：从什么时候起，孩子就老喊叫肚子疼了？（继续了解腹痛反复发作的持续时间）

妈妈：开始以为她不想上幼儿园，没注意。后来，幼儿园放假了，天天在家也喊肚子疼。（这是妈妈对腹痛原因的猜测，仍未回答"老喊肚子疼"的病程）

医生：上幼儿园之前有没有老喊肚子疼啊？（追问腹痛反复发生的起始点）

妈妈：上幼儿园之前好像没有老喊肚子疼。（追问有效）

医生：啥时候上的幼儿园啊？（这个问题简单）

妈妈：去年9月份。（回答确切）

医生：那就是有1年了。（主诉：间断腹痛1年）

妈妈：对，有了。

在这个案例中，家长不理解主要症状持续时间的概念。一种症状通常不是持续存在，而是阵发性的，比如腹痛、发热、喘息等。当医生问腹痛几天了？发热几天了？喘息几天了？家长只需要回答有这些症状发生以来的时间（可以是数天、数周、数月或数年），而这些症状每次发生时的持续时间和发生频率则是医生要了解的下一个问题。

关于主诉的困难情形之三：家长不理会医生的提问

▼ 答非所问

妈妈：丫头老爱肚子痛。

医生：肚子痛多长时间了？（想了解症状的持续时间）

妈妈：她还爱吐。（未回答提问，说出了第二个症状）

医生：发烧吗？（被迫转移问诊思路，想了解腹痛和呕吐是否为感染因素）

妈妈：吐得可多了，尤其是今天早上。（未回答医生提问，注意力转移到当天早上的那次呕吐）

医生：今天早上吐了几次？（再次被迫跟上她的思路，想了解当天呕吐的严重程度）

妈妈：一刷牙就吐。吃凉的也吐。（仍未回答医生的问题，注意力回到平素呕吐的诱因）

医生：吐的时候肚子痛吗？（继续跟踪妈妈的思路，想了解呕吐和腹痛两个症状有无相关性）

妈妈：有时候痛，有时候不痛。（这次终于正面回答了提问）

医生：肚子痛和爱吐，哪个持续时间长？（迂回之后，再度了解症状的持续时间）

妈妈：自打上了幼儿园，不是肚子痛，就是吐。（间接回答了症状持续的时间）

医生：上幼儿园多长时间了？（入幼儿园是学龄前期的一个大事件，经常被用作时间参照点）

妈妈：3个多月了。（所有妈妈对这个问题的回答都很准确）

6次问答后，医生才完成了对该患儿主诉信息的搜集：腹痛、呕吐反复发作3月余。

这个案例中的前三次对话，妈妈不理会医生的提问，只顺着自己的思路叙述病史，医生一次次被迫跟上妈妈的思路，迂回追踪主诉信息。妈妈若是能答其所问，医生便可在前三次对话中锁定主诉。

▼ 固执提问

妈妈：上幼儿园这一年多我家宝宝老是咳嗽。

医生：每天都咳嗽吗？

妈妈：哎呀，咳嗽就没好利索过。有时候还喘，你说这是咋回事嘛！

医生：孩子喘过几次？

妈妈：去年12月份开始喘的，医生说可能会发展成哮喘，是真的吗？

医生：喘过几次？

妈妈：喘得可厉害了，不吸氧不行，你说这是哮喘吗？

医生：孩子喘过几次？

妈妈：反正喘的时候就得住院，去年12月份住了20多天呢，医生说是喘息性肺炎。

医生：孩子因为喘息住过几次院啊？

妈妈：孩子和爷爷奶奶一起住，他们也不懂……

医生：孩子因为喘息住过几次医院呢？

妈妈：一共住过3次院，上个月才住过，是因为拉肚子脱水住的院。

医生：去年12月那次住院孩子喘了，后来有没有再喘过？

妈妈：好像没有，就是咳嗽好不利索，你说是哮喘吧？

家长们常常在粗略地描述患儿的症状后，就急不可耐地问医生"这是怎么回事"。家长对病情的叙述偏离重点时（家长认为最重要的事情并不一定真正重要），医生会针对重点问题发出提问并一再追问。这个病例中，是否反复喘息对哮喘的诊断意义很大，而家长只是反复追问"是不是哮喘"，却未能回答"孩子喘过几次"的提问。

医生提问的过程就是对疾病初步判断的过程，这个过程需要家长的密切配合。家长的答非所问，会打乱医生的思考节奏，减少医生的思考时间。所以，当医生提问时，家长应该做的就是：**问什么答什么**。

带孩子去看病的过程，是家长和医生共同参与的一个事件。只有极少数的病种，医生可以望而知之。一般情况下，医生要通过仔细的问诊向家长了解孩子的病情，家长提供的病史是否可靠，对于医生的诊疗行为至关重要。

一般来说，三甲医院儿科医生的一次门诊（4个小时）量平均为30位患者，每位患者就诊的时间不超过8分钟，医生希望在8秒之内听到主诉，你能在8秒内说出孩子的主诉吗？

所以，在带孩子就诊前，请认真准备好主诉。

7 先说清楚孩子的症状特点，
不要急于叙述就诊经过

医生了解患者的主诉之后，接下来要了解现病史。现病史就是围绕患者主要症状发生的相关事件。以"咳嗽4周"这一主诉为例，医生要了解咳嗽的性质，咳嗽发生的时间和规律，而家长们在叙述孩子的病情时，常常忽略对孩子症状特点的描述，而花更多时间叙述就诊经过，诸如去过哪些医院或诊所，试过哪些治疗方法，诸如内服、外用、输液等。下面这个对话显示了家长在叙述孩子病情时最常见的问题。

▼ 急于叙述就诊经过

妈妈：我娃咳嗽1个多月了。吃了好多药，还打了十几天吊针，一点用都没有……（说完主诉之后，开始诉说治疗经过，被医生打断）

医生：孩子这1个多月每天都咳嗽呢？还是咳嗽几天停几天？（第一个问题：咳嗽是持续性还是间断性？）

妈妈：先在小诊所看的，后来在我们县医院看，县中医院也去过，中药也吃过。听人家说，贴肚脐管用，我们也去贴了还是不行……

（未回答提问。继续陈述就诊经过，被打断）

医生：每天都咳嗽吗？（重复第一个问题）

妈妈：每天都咳嗽几声。医生……（回答问题后，欲继续陈述治疗过程，被打断）

医生：咳嗽有痰吗？（第二个问题：干咳还是湿咳？）

妈妈：医生，我们还做过振动排痰和理疗。邻居说可能……（未回答提问，继续陈述治疗经过，被打断）

医生：孩子是干咳还是有痰的咳嗽？（重复第二个问题）

妈妈：听着有痰，可他不会吐痰。医生，是不是痰不吐出来就……（回答准确，反问被打断）

医生：是白天咳嗽还是夜里咳嗽？（第三个问题：咳嗽发生的时间特点）

妈妈：医生，听人家说小孩把痰咽肚子里，咳嗽就好不了……（未回答提问，固执地按照自己的思路提出问题，被打断）

医生：一天当中什么时候孩子咳嗽比较多？（重复第三个问题）

妈妈：早上一起来就咳。邻居说可能是支原体，她娃就是支原体感染，吃阿奇霉素吃好了。医生我娃是不是支原体……（回答准确，继续陈述被打断）

医生：有鼻涕吗？孩子有鼻涕往嗓子里流的感觉吗？（第四个问题：有无鼻炎病史）

妈妈：老流清鼻涕，我见过他鼻涕糊在嗓子里。医生我娃要不要查一下支原体，我实在受不了了，娃咳嗽时间太长了……

这个案例中，家长一开始准确地说出了主诉，也能准确回答医生的问话。但回答问话之后所说的话不断地被医生打断，因为医生想了解的是患儿咳嗽的特点，而这位家长急于讲述患者的就诊经过。这种叙述会不断地打断医生的问诊思路，因未说出就诊过程中使用过的药物名称，又是一种无效叙述，所以是不可取的。上面的案例去掉无效叙述之后的问答如下，是否清爽多了？

妈妈：我娃咳嗽 1 个多月了。

医生：孩子每天都咳嗽呢？还是咳嗽几天停几天？（第一个问题）

妈妈：每天都咳嗽。（回答明确，咳嗽是持续性的）

医生：咳嗽有痰吗？（第二个问题）

妈妈：听着有痰，可他不会吐痰。（回答明确，是湿性咳嗽）

医生：是白天咳嗽还是夜里咳嗽？（第三个问题）

妈妈：就是早上一起来咳。（咳嗽的时间特征清楚：晨咳）

医生：有鼻涕吗？孩子有鼻涕往嗓子里流的感觉吗？（第四个问题）

妈妈：老流清鼻涕，我见过他鼻涕糊在嗓子里。（伴随症状清楚：鼻炎）

在这个案例里，医生经过四次问话，已对该患儿慢性咳嗽的病因有了初步印象：上气道咳嗽综合征。针对这一初步印象，医生会继续提问：是否用过激素吸入或喷鼻治疗，是否用过抗过敏药物，等等。而家长提到的贴肚脐、振动排痰和理疗并不能有效治疗这种咳嗽，这种性质的咳嗽也不是支原体感染的特征。所以，家长在带孩子就诊时一定要重视对症状特点的描述，直接回答医生的提问，减少无效叙述。

8 告诉医生孩子曾经用过的药物和做过的检查

孩子的症状若持续数天不缓解，家长就很焦虑，但却不太清楚孩子服用过什么药物和服用了多长时间，能说出服用药量的家长则更少。甚至一些在大学工作的年轻教师都不能清楚地提供孩子的用药信息。在描述药物用量时，更多家长给出的是几盒，而不是几天。儿科医生在问诊过程中，每天都会遇到如下的对话。

▼ 说不清服用过的药物名称、服用药量和服用时间

家长：孩子为什么咳嗽老不好？

医生：最近给孩子吃过什么药？

家长：吃过诊所给开的药，盒子上有红三角的那种。（医生推测盒子上有红三角的药物是阿奇霉素）

医生：每天吃几次？

家长：奶奶给喂的，一天只喂一次。（一天一次符合阿奇霉素的服用方法）

医生：一次吃多少？吃了几天？（医生想问清楚用量和疗程）

家长：可能是一次1包吧，也可能是2包。已经吃了两盒了。

医生：两盒吃了几天？（医生继续追问阿奇霉素的用量是否正确）

家长：哎呀，也不知道几天，先吃了两天，不太管用，中间停了好几

天吧，又开始吃，一直吃到昨天。

医生：……（医生可以判断孩子服用阿奇霉素的疗程不规范，但无法

判断用量是否正确）

事实上，孩子对用药的反应是医生判断疾病原因和制定治疗方案的一个重要依据。若是一种药物已经足量足疗程地使用了，但效果不好，医生就要考虑换一种药物。但若是一种药物虽然用过，但用量不足，疗程不够，医生可能会建议调整剂量继续使用这种药物。

不同种类的药物达到药效所需的疗程是不同的，比如细菌感染时，一种抗生素治疗是否有效，需要在用药 48~72 小时后判断；而对于怀疑哮喘的孩子，用支气管舒张剂雾化或吸入治疗，应在 1~2 周后判断疗效。所以，家长应该知道孩子用过的药物名称、用药剂量以及用了几天，而不是只隐约记得药盒的特征，模糊记得用了几盒或者几瓶。

▼ 说不清做过哪些检查

家长：医生，我们需要做什么检查吗？

医生：是的，需要做些检查。你们在当地做过什么检查？

家长：我们在县医院做了很多检查。

医生：具体是哪些检查？

家长：县医院能做的都做了。

医生：做过的检查结果带来了吗？

家长：没有带。反正结果都正常。

医生：在当地做过心脏B超吗？

家长：可能做过吧。

医生：查过免疫功能吗？

家长：抽了好几管子血呢！反正县医院能做的都做了。

在这个案例中，家长默认医生知道县医院能做的各种检查，医生也可以猜测县医院能做的一些常规检查项目。但这对医生判断病情和制订诊疗计划几乎没有帮助。若医生得不到有用的信息，就会开出自己认为应该做的各种检查单，要么一次开出所有可能有诊断或鉴别诊断意义的检查单，造成重复检查；要么按诊断和鉴别诊断流程分批次开出检查单，造成患者多次挂号、多次排队的不便，甚至造成延误诊断的后果。所以，**家长应该提供孩子已经做过的检查报告单，至少能说清楚做过哪些检查项目，以及结果是否正常**。而不是含糊地说"县医院能做的都做了"。

9 要按照时间顺序讲述孩子的发病经过

讲述一个症状时，顺叙或倒叙都可以，但若是前后时间交叉着说，医生就要花时间去理顺症状的发生过程。如果家长能说得很清楚，医生就能多花些时间在诊断上。然而，家长对孩子疾病发生的时间顺序的表述常常是混乱的，举例如下：

一位家长这样说："孩子 9 月份的时候咳嗽了 20 多天，5 岁的时候他咳嗽了好几个月，上个月在海南几乎不咳嗽……"

另一位家长这样叙述："孩子前天才出院的，今天又发烧了，又吐又拉，去年也拉了好几次，上周六还在吃药……"

还有一位家长这样说道："孩子生后 10 天就开始咳嗽，爱吐奶。昨天晚上使劲哭，不吃奶，1 个月前住过院说是肺炎，治了 10 天，也没治好。上周一换了奶粉，突然不咳嗽了。你说是怎么回事啊？"

一般来说，叙述慢性病的过程时，以孩子的年龄节点来叙述病情经过会比较清楚，如"孩子 1 岁左右时开始便秘，现在 2 岁了，便秘越来越严重……"或者用"年"或"月"表示疾病发生的时间点，比如"孩子 2 年前开始经常腹痛，1~2 个月疼 1 次，最近 1 个月疼得很频繁，差不多隔几天就疼……"

叙述急性病的过程时，最好用"周"和"天"表达症状发生或持续的时间。如"孩子咳嗽已经 2 周多了，最近 3 天开始发烧……"

对于一些疾病过程比较复杂的患者，最好按日期交代。细心的家长会按日期将症状变化和治疗过程写在一页纸上给医生看。如"7月 15 日：流清鼻涕打喷嚏，但不发烧，能吃能玩，吃了 ×× 药；7 月 18 日，鼻涕黏，开始咳嗽，吃得少了，又给吃了 ×× 药，没见效；7 月 20 日，咳嗽加重，开始发烧，吐奶，不吃，不玩……"这样描述的病史非常清楚，医生喜欢。

有一位给我印象深刻的家长，将孩子的病情和就诊记录用表格的形式整理在几张 A4 纸上，条理清楚，内容完整。在外行人看来似乎很复杂，但在医生看来却一目了然。

10 请让最了解孩子病情的家长叙述病情

在儿科门诊，家长们常常抢着叙述孩子的病情。

一个 3 岁男孩的爷爷和奶奶描述的主要症状不同：奶奶说孩子咳嗽 1 个多月了，我按此主诉问完查完，开了检查单，随后开了药。可是，爷爷旋即神秘地单独返回诊室，告诉我：孩子只是偶尔咳嗽，来看病是因为他老喊困……相比慢性咳嗽，"老喊困"的潜在原因更应该及时查清。我又开了几张单子，让爷爷拿去。不知老两口有没有为此争执，孩子有没有再做检查。

还有一个小患者的妈妈和奶奶描述的病情经过不同：4 岁的小男孩间断咳嗽 3 月余，用过阿奇和头孢。妈妈说抗生素基本无效，可奶奶说每次用都有效，只是数周后又复发。该信谁的呢？信妈妈的，应按慢性咳嗽诊治；信奶奶的，应按反复呼吸道感染诊治。我信了奶奶的话，按"反复呼吸道感染"处置，因为孩子跟奶奶住，奶奶提供的信息应该更可靠。但是妈妈不满意，坚持要做胸部 CT，我被迫给那小男孩开了胸部 CT 检查……

一个 10 岁的男孩子因反复腹痛来看病，由爸爸、妈妈和爷爷三人陪同。三个大人同时说话，轮番叙述，毫无逻辑。大人们的叙述有时重复、有时矛盾，而孩子却不吭气，始终低头玩手机……

上述场景十分常见。有时我感觉自己像一个交响乐团的指挥，用手势和眼神示意爸爸让妈妈先说，或者让爸爸先说，再请妈妈补充。当家长们争论不休时，我只好以强有力的手势让所有人暂停。

多人陪同孩子就诊时，应该让最了解孩子病情的一位家长叙述病情。当这位家长不能回答医生的提问，或当这位家长叙述结束后，另一位家长可给予补充，但不应该有相互矛盾之处，也不需要重复叙述。

11 叙述孩子病情时最好不要使用医学术语

家长们常常会用医学术语叙述病情，比如：孩子反复肺炎，孩子反复支原体感染，孩子肠系膜淋巴结炎老是复发，等等。事实上，首次就诊时，对于认真的医生，家长使用医学术语的意义不大。医生主要通过询问孩子的主要症状和伴随症状来做出判断，比如会问你孩子有没有发热，咳嗽，吐奶，腹泻，吃奶或吃饭有没有减少；会问你孩子支原体感染有什么证据；肠系膜淋巴结究竟有多大，复查了没有。而对于不去追究既往诊断的医生，则会按照你叙述的医学术语做出肺炎、支原体感染、肠系膜淋巴结炎等诊断，继续给予一般治疗。

下面是几个典型的病例。

▼ 反复肺炎？

那个 3 月龄反复呛奶的婴儿今日复诊。1 周前首诊，她的主诉是"肺炎复发"，症状是出生后就频繁呛奶，因为反复肺炎在当地医院已住院 2 次，但呛奶还是没有治好，所以要求住院全面检查。当时，那婴儿在妈妈怀里笑容明媚、憨态可掬，追着我扭头看，营养状况不错，肺部听诊也算干净。这不一定是肺炎。我清空了诊室的人，让妈妈当面喂奶。开始时，那婴儿熟练地吸吮和吞咽，并无呛奶，吃了一会儿就松开小嘴，抬头四处张望。妈妈扳回婴儿的头，把奶头重新塞进婴儿嘴里，乳汁嘀嗒成串落在婴儿脸上，流量充沛地涌进婴儿嘴里，又从嘴角溢出，接着婴儿就开始呛咳。妈妈说"你看你看，又呛了"，我问"每次呛奶都是这样吗？"，妈妈答"是啊，她老是边吃边玩"。

看来是妈妈强行喂奶导致婴儿呛咳，而频繁呛奶曾引起吸入性肺炎。于是，我告知妈妈合理喂养诸般事宜，让她带孩子回家观察几日。

今日复诊，妈妈笑容灿烂，说宝宝基本不呛奶了。我庆幸没有将她按"反复肺炎"收住院接受全面检查。

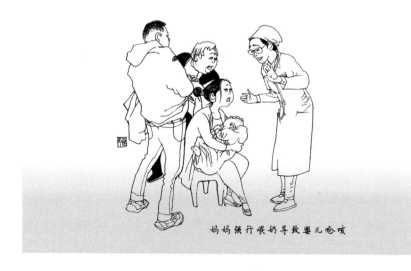

妈妈强行喂奶导致婴儿呛咳

🔻 反复支原体感染？

一个大男孩一进诊室就用力咳嗽，是那种高音调的干咳，出奇地响亮。第一眼看他，就发现他频繁地眨眼抬眉、皱鼻张嘴——这是意料之中的。那种有力的高音调干咳，是典型的发声性抽动，通常伴有面部肌肉的不自主抽动。但是男孩子的妈妈主诉"孩子反复支原体感染"，她不理会我围绕"抽动"的提问，只是焦虑地一再问我："支原体感染能不能根治？为什么吃了 4 个疗程阿奇霉素支原体抗体还是阳性？是不是还要继续用阿奇，是不是必须输液？他是不是耐药了？"我花了五分钟的时间向她解释支原体感染不是这种咳嗽的直接原因，不必继续服用阿奇，她表情很是疑虑。我又花了两分钟解释感染支原体后，体内抗体阳性会持续几个月，她仍然表情疑虑。我看了一眼电脑上长长的候诊者名单，放弃了详细解释"抽动障碍患者家庭管理"的要点，只开了药，告知用量用法，让她两周后复诊。她拿着处方，脚步沉重地走出了诊室。由于她反复纠结支原体感染的问题，我只好将需要交代的关于抽动障碍的注意事项推迟到下一次复诊时。

▼ 肠系膜淋巴结炎？

雁子妈妈问我："孩子最近老是腹痛，会不会又是'肠系膜淋巴炎'？"她拿出一沓 B 超报告单，2 年来做了 5 次腹部 B 超，每次腹部 B 超都描述了肠系膜淋巴结的大小，最大的淋巴结长径 10~15mm，多次复查没有明显的变化。这并不说明孩子的肠系膜淋巴结有急慢性炎症。

不知从什么时候开始，"肠系膜淋巴结炎"就被"科普"了，甚至被家长等同于"腹痛"。很多因腹痛来就诊的孩子，家长的主诉都是"肠系膜淋巴结炎复发"，总是要求查腹部 B 超。

"腹痛"是一个很常见的症状，家长们特别想知道为什么孩子老喊"腹痛"，却对孩子腹痛的部位、性质、规律、诱因和伴随症状叙述不清，家长们普遍能说清的事就是"肠系膜淋巴结炎"。虽然学龄前和学龄期儿童的腹痛 85% 以上是"功能性腹痛"，但这个病名似乎没有"肠系膜淋巴结炎"容易让家长感到满意。

孩子所患疾病的症状常常不典型，年龄越小越不典型。即使是同一种病，在两次病程中也可能有不同的临床表现。或者是两种不同的病，在病程的某个阶段中有相同的症状表现，极不容易做出鉴别。所以，家长最好**如实叙述孩子的症状**，**最好不要用医学术语**。

当然，在同一次病程中的复诊，可以用医学术语。比如，"上周诊断肺炎，输了 5 天液，今天复诊……"

听诊是内科医师的神圣时刻。然而，常有家长在医生听诊时继续讲述孩子的病情。事实上，当医生用听诊器听诊的时候，注意力集中在听诊器胸件传导至耳朵的声音上，医生要努力辨别在心脏收缩和舒张时形成的正常心音中，有无血液流经异常孔道造成的杂音；要努力辨别空气进出气管和肺泡形成的正常呼吸音中，有无异常分泌物造成的干湿性啰音；要努力辨别气体在肠道液体中通过时形成的肠鸣音有无亢进或减弱。所以，医生听诊时绝对不宜打扰。

医生开检查单或处方时，思想是集中在疾病诊治方案上的，尤其是儿科医生开处方时，用药剂量需要按照孩子的公斤体重计算，此时应保持安静。

所以，请不要在医生听诊时插话，不要在医生开检查单或处方时插话。

在我问诊或听诊一位患者，或正在思考，或正在开化验单和处方时，常常有家长随时插话。有的要求加号，有的是取完药重返诊室再问若干问题。插话的人通常都提高嗓门，他们旁若无人，唯恐我听不到，但这种强行打断无疑会影响其他患者的就诊过程。

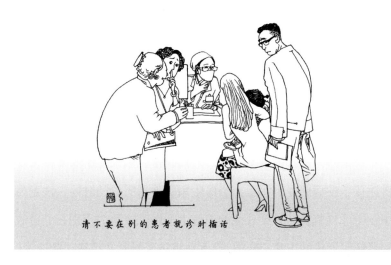

请不要在别的患者就诊时插话

我正在给李敏浩听诊的时候，刚刚接诊过的王海的奶奶站在对面 1 米以内的地方不停地提问："吃三天阿奇还不好咋办？要不要输液？要不要雾化？"李敏浩的妈妈忍不住打断她，说："医生正给我娃看着呢！"

正在给潇潇妈交代注意事项，对面有人大声要求加号。我用手势阻止他说话，并继续向潇潇妈交代注意事项。可是他再次大声要求加号，我被迫停下来，告诉他今天不加号了。他气呼呼地走了。我再回头看着潇潇妈，突然头脑短路，问她："我刚才说到哪里了？"

子墨的爷爷在诊室里大声和子墨说话，好像故意要引起我的注意。因为军人第一，军属优先，他的前面连续有人插队。我有点内疚，所以没有阻止他。但当我给患者交代用药方法时，他开始插嘴表达自己的观点，我终于忍不住请他不要说话。

我常常受家人或朋友所托去不同的专家门诊咨询各种病况。为了表明自己是本院教授的身份，我总是穿上白大衣，戴上姓名牌。我发现出门诊的专家，只会关注眼前的患者，即使眼角余光看到有本院的同事在等候，也不会主动招呼而中断当前的接诊过程，最多用目光示意我稍候（我也是如此）。

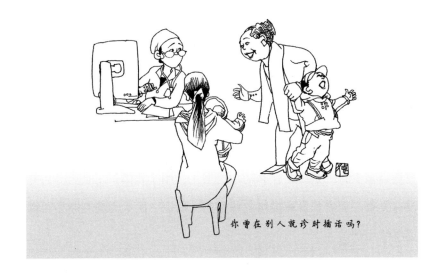

你曾在别人就诊时插话吗？

　　可以肯定，没有家长愿意在自己孩子就诊时被别人打断，每个家长都希望医生此刻的注意力完全集中在自己的孩子身上。所以，**请不要在别人就诊时插话**，转移医生的注意力。

13 请向医生咨询具体的问题

经常有家长来咨询，但咨询的问题很不具体。

有位家长问："医生，我们在县医院查了血，我们那里医生说白细胞很低，吃了一种药，是必须放冰箱的那种。你看我们还要不要继续用那种药？"

这条咨询提供的重要信息应该包括以下三条：一是白细胞的值究竟是多少；二是用了什么药（药名），用了几天；三是用药后有没有复查。但家长没有提供这些信息，所以，医生无法判断是否需要继续用药。

有一次，一位女士来问："我朋友的孩子去年在你这里看病，吃了1个月的药挺好的。今年能不能再吃一个月？"我问："孩子去年是因为什么原因来看病，什么药吃了1个月，现在有什么问题？"这位女士一概不知。

很多家长在就诊结束时喜欢问一个问题："医生，你看我们需要注意些什么？"

医生每接诊一位患者，都会给出与疾病相关的护理建议，通常是一边在处方和病历上签字一边交代注意事项。对于"医生，你看我们需要注意些什么？"这样内容复杂的大问题，医生无法在短短的门诊时间给出全面的答复。

如果家长有不明白的地方，最好问些具体的问题，比如：这几天能不能洗澡？能不能加辅食？能不能吃水果？能不能打防疫针？原来吃的药是不是继续吃？能不能上学？能不能上舞蹈课？能不能上体育课？

有一位家长把想要问医生的事情仔细写在一张纸上，这种方法比口述节省时间，比口述更清楚，因为文字传递信息的效率比语音高。

在合适的时间问具体的问题，才能得到医生确切的答复。

14 请保持诊室安静

家长们应该都领略过三甲医院儿科的嘈杂氛围，那的确不是一个令人愉快的场所。然而，可能很少有家长意识到诊室噪声对医生的影响。

 医生手记

我的诊室内外总是人声喧哗。今天下午的门诊尤其嘈杂。

一个候诊的小男孩用扑克牌一样大小的卡片使劲摔在瓷砖地板上，一次一次，发出清脆响亮的声音，像鞭炮、像枪声。他的爸爸默然站在一旁，也许想着别的什么事情，他并未觉得这声音在诊室门口反复持续地响着有什么不妥。

两位妈妈站在诊室里，斜靠着诊床聊天。"你儿子才4岁呀，长得好壮。""吃得多，不吃够不行。""我儿子咋就不爱吃饭呢，啥都不吃，幼儿园同学都比他高。""是不是缺锌呀？你让医生给查个微量元素。"另一位年轻妈妈也加入谈话："对对对，我女儿就缺锌，吃了一个月的甘草锌，吃饭好多了。"

门口的年轻女人没有参与聊天，应该是孩子的姑姑或小姨，她不耐烦地看着一个活泼好动的小姑娘，小姑娘一会儿踮着脚尖玩墙上的空调开关，一会儿把双手和双脚都伸进窗前的铁栅栏。"别动那个！听见没？再动！让你妈揍你！"那小姑娘委屈地哭起来："我想坐地铁，现在就想！"

走廊里有家长在训斥孩子："别乱跑！丢了你！"有家长在教孩子常识："看那儿，一辆救护车，那是担架，那是轮椅……"还有一位家长在和孩子做游戏，在讲故事……

一对夫妻之间的对话是这样的："病历呢？""在车上。""怎么不拿？""我以为你拿了！""我抱孩子怎么拿？"病友家长之间也在交流："我娃一个月病一次。""我娃也是。""你娃在哪儿打防疫针？"还有家长打电话催促家人："到哪里了？快点！""车停不下！""为啥不早点走？！"或者是生意电话"那笔款子怎么还没到？！""告诉王老板我明天去见他。""昆明会议去不了了，给我退票吧！"

孩子会弄出各种噪声。孩子用脚来回踢椅子腿或柜子门的砰砰声，孩子外套上的金属配件在落地窗前的金属护栏上碰撞的叮当声，孩子踩上体重秤使秤盘撞击底座发出的镲镲声，孩子玩弄百叶窗拉杆的沙沙声，孩子每走一步鞋跟上发出的唧唧声，孩子玩手机游戏的背景音乐声……还有游走于各诊室维持秩序的护士不时发出的劝告声："请大家配合一下，不要在里面聊天，不要让孩子碰柜子门，不要玩手机，不要在这儿打电话……"

有一个 4 岁的小女孩就诊时不停地要和家长说话："妈妈，妈妈……我要吃冰激凌，我要去海洋公园，我要……"，当家长和我说话时，孩子就用手使劲扳着妈妈的脸面向自己，说着"800 里以外的事情"。

除了小孩子说话和哭闹的声音能提供给我关于孩子的神志和精神状态的医学信息，其他一切声音都不应该在诊室里出现。可是，几乎每一次门诊我都身处喧哗中。

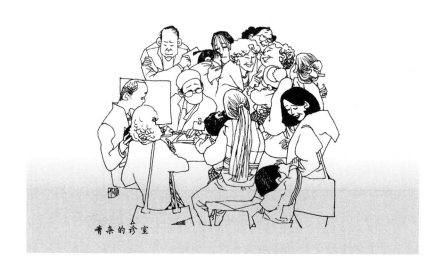

嘈杂的诊室

我可以理解候诊时家长们的焦虑。有些家长们离开候诊区域，守在诊室里和诊室门口才能放心。人流可以暂时清空，但无法保持。只好任由家长们把诊室站满，站满了才不会涌进更多的人。

从小学到大学，似乎没有哪一堂课教过：就诊时需要保持诊室安静。所以人们没有这个意识。可是，医院里不是到处都有"保持安静"的牌子吗？即使是字体不够大、不够醒目，不是还有护士在维持秩序吗？为什么家长们都不在意医生的工作环境？有没有家长想过若是自己在这样嘈杂的环境里工作会愉快吗？会思维敏捷吗？

经过多年的观察，我发现家长的就诊行为与他们的受教育程度无关。无论是来自偏远山区的农牧民，中小城市的普通市民，还是大城市政府部门的公务员或高校教师，都会在诊室里聊天、打电话、和孩子说话、训斥孩子，任由孩子发出各种噪声。有一天，我突然明白，在诊室里患者和患者家属是寻求帮助的一方，是弱者，而医生是强者。弱者不会考虑到强者的情感体验。家长们意识不到在诊室里应该给医生一个安静的环境，这是因为家长们从未考虑到医生的情感体验。

我相信，没有任何家长喜欢嘈杂的就诊环境，那么，**请大家一起努力保持诊室的安静吧。**

15 请尽量不要加号看病

每次出门诊，我都会放几个加号给朋友介绍过来的患者，也会给素不相识的患者。

有一次，我看完下午的门诊患者，洗了手正在换衣服，一家三口推门进来要求加号。爸爸抱着小女孩，孩子手背上有留置针，妈妈手上拿着药袋子。显然，孩子是刚刚就诊过，而且已经处置完毕。爸爸说："我们已经看了 2 天病了，还在烧，您给看看吧！"妈妈补充道："专家号真的很难挂……"这种情况，我并不打算加号。但是那小女孩从爸爸肩上抬起头来，用地道的方言轻轻地说："阿姨，我发烧咧。"那张可爱可怜、柔弱无助的小脸，不允许我有丝毫犹豫，虽然加号系统已关闭，仍然换上白大褂仔细看了她的病历和处置，给予他们当时所需的安慰和建议。

有一年正月初四，长假还未结束，门诊医生少，患者很多、很乱。正焦头烂额之时，一位表情近乎崩溃的年轻妈妈挤进诊室要求加号："孩子持续高烧 7 天了，一直挂不上专家号。"她抱着小女儿眼泪直流，小女儿在她怀里睡着，冰冰贴覆盖着额头和脖颈，头发凌乱。我不忍心拒绝她。那天下班前，我用了近 20 分钟为她的小女儿诊治，心里庆幸抱着高烧的女儿在医院过年的年轻妈妈不是自己。两天后复诊时，小女孩已经退烧，年轻妈妈表情放松，有了笑容，她很真诚地感谢我那天给她加号和给予她的安慰。

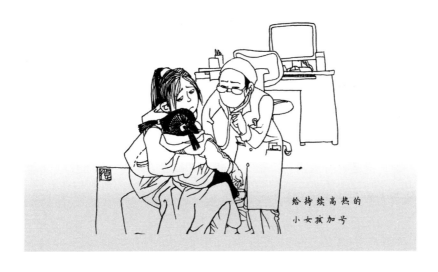

给持续高热的
小女孩加号

通常情况下，如果我觉得可以给患者以某种诊疗或心理上的帮助，就不会拒绝家长加号的要求，但也有例外。

有一次门诊，我一个加号都没放。那天上午连上了三节课，下课后在食堂吃过午饭，没有时间休息，直奔门诊。打开电脑，进入门诊工作站时，我感觉困意难以阻挡。看着窗口长长的患者名单很是发愁。我深吸一口气，冲一杯浓咖啡，开始叫号。一个又一个，名单不停地向上滚动，却总是一眼望不到头。那串名单好像一队端着长枪稳步向我推进的敌军，而我孤军奋战，必须顶住。那天要求加号的家长都被我拒绝了。每拒绝一位，我都低着头，害怕看对方失望的眼神。但我安慰自己：不看比看不好强。

那天收工时，来了一对老夫妻，带着一个小男孩要求加号。孩子发烧3天，他们已经在普通门诊看了两次，感觉效果不好，坚持让我看，语气充满抱怨，表情很难看。专家号挂号系统已经关闭，我正在犹豫是否在急诊系统接诊他，那5岁左右的小男孩突然以霸道的口气冲着我喊："你快给我看嘛！"我惊讶于这孩子的粗鲁无理，而那对花甲之年的夫妻竟没有对小男孩有丝毫责备。我的同情心瞬间隐退了。已经过了下班时间1小时，我很累，应该下班。那一次，我拒绝付出同情。但之后的几天却一直不爽，那对老夫妻拂袖而去的表情挥之不去。

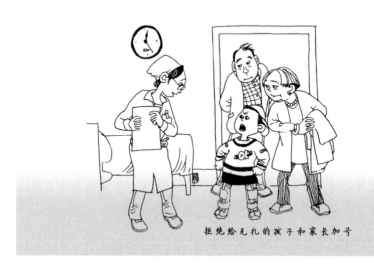

拒绝给无礼的孩子和家长加号

患者请求医生加号，是在要求医生义务加班。医生同意加号，是在付出他们的同情心。但是，对于患者而言，加号看病并不总是一种幸运。因为加号看病时，医生已经疲惫，思考能力和判断力都低于平常。这时，医生因疲劳和饥渴而情绪急躁，忍耐力接近极限，问诊过程肯定简略于平时。而且通常情况下辅助科室已下班，无法做检查和取药。即使能做检查、能取药，所有部门工作人员都已处于疲惫状态。**当医生、技师和药师都处于疲惫状态时，医疗差错的发生率自然会增加。**一个典型的例子发生在一名 12 岁男孩身上。

一个周六的下午，于荟的父亲通过熟人介绍带他加号看了周末的专家门诊。那位专家在诊断和处置上都没有问题，但在开处方时，因为鼠标操作失误，将药量增高了 4 倍。原本这种超剂量用药的处方会被药房的药师查出，并向医生质疑，从而纠正药物过量的错误。但那张处方的用量错误却被药师忽视了。于是孩子服用了超出正常剂量 4 倍的药物，两天后出现严重的不良反应，被送到儿科急诊。所幸经过抢救，孩子恢复正常，未留下任何后遗症。但这确实是一起严重的医疗事故。在这起医疗事故分析会上，那位专家说：这孩子是他当天接诊的第 50 位患者，熟人介绍加的号，他确实很累了，病历上写的药物剂量是一次半片，每日 3 次，处方上却是一次 2 片，每日 3 次，因急着下班也没检查就在处方上签字盖了章。而当天值班的药师说：那天特别忙，窗口发药的人平均每人处理 500 多张处方，要把关的细节很多。因为这张处方是常用药，所以只注意了总量，没留意单次服用的剂量，就把药物发给患者了，也没有交代服药方法。而家长也没有询问，自己按照处方上的用法给孩子服用了超剂量药物。

挂不上号的家长若是通过熟人得到专家写的加号条而如愿就诊，都会觉得那是一种幸运。但是，家长们有没有想过加号看病的风险呢？孩子病情紧急可以看急诊，若非紧急情况，为了**尽量避免医务人员疲劳性差错对孩子的伤害，最好不要加号看病**。

16 请尽量减少抱怨

抱怨型家长大都怀着负性情绪，一落座就开始倾泻不满，似乎不是来看病的，而是来投诉的。家长的抱怨情绪会极大地影响医生的处置方式。面对抱怨型家长，医生会本能地使用可最大限度避免纠纷的诊疗方式，或者干脆拒绝接诊，比如不加号、不留观、不收住院等。

 医生手记

风儿的妈妈喋喋不休地说着，与其说她在讲述孩子的症状，不如说在倾泻她的不良情绪。因为我没有听明白孩子的病情，只是强烈地感受到她对就医过程的不满。

另一个 8 岁男孩的奶奶在诉说孩子的病史时，带着明显的抱怨情绪，这让我感觉很不好。虽然她不是在表达对我的不满，但我也感受不到她对医生的信任。如我所料，那个男孩已经做了许多检查。医生担心被抱怨，通常会更仔细地排除一些重大问题，而这一排除过程就难以避免过度检查甚至过度治疗。

一般来说，那些能克制不良情绪、不轻易抱怨的家长，才可能促使医生做出最有利于孩子的诊疗决定。

我曾接诊过一名严重营养不良的 1 岁半男孩。在一大沓化验单中，我发现他有明显的低钾血症，应该让他住院或留观，但住院部无床，留观室也无床。于是我开了血气分析检查单，让他先在门诊检查。没想到门诊查血气分析非常不顺利。那孩子的大伯在收费室、检验科、注射室来回数次，血气检查还是无法进行。我感觉到他的忍耐已接近极限，但他始终彬彬有礼。我最终决定在留观室加一张输液椅，让那孩子留观，查血气，补液补钾，同时帮他联系住院部的医生到留观室来给孩子取血，查串联质谱。留观两天后，孩子血钾接近正常，血样已取，可以回家等待结果了。孩子的大伯很满意。假如那孩子的大伯当时怒气冲天，我一定不会与他争执，我会按常规方法，建议他到其他医院住院诊治。

被抱怨是医护人员经常遇到的事情，医生可以忍受抱怨。但对患者而言，抱怨无用。

儿科医生与小患者近距离接触，都有身上被尿、被吐的经历。每当被尿、被吐时，家长们通常会忙乱地掏出毛巾擦孩子，会主动弯腰去擦地板，但从未有家长想到被尿湿、被吐脏的医生也很想马上去冲洗和擦净。有一次，一位同事检查一个男孩的咽部时，那孩子剧烈抗拒，穿着小鞋子的双脚在她胸前留下了两个鞋印，她刚直起腰，那男孩就开始撒尿，尿线准确地射进她白大褂的短袖袖口。

为了保持医生的高尚形象，我一般会忍到下班才去清理被患者体液污染的衣服和皮肤。只有一次，因为被一个 3 岁男孩吐湿了整条裤腿，才中途退岗，跑步回去更衣。

 医生手记

8 个月大的壮壮面向我端坐在妈妈腿上。他两腿被分开，裤裆开得很大，小鸡鸡毫无遮掩地暴露着，直指我座椅的侧面。经验告诉我这种姿势是孩子的"撒尿位"。正想说"别尿"，就听水声响起，地板上溅起的水花凉凉地落在我的脚上。婴儿的妈妈"呀"一声，僵坐不动，不敢打断婴儿的尿程。待水声落尽，她抓着婴儿的肩膀，很不温柔地摇晃两下，嗔怪道："你咋干这事嘛！你咋干这事！"婴儿的大脑袋也被动地左右晃了两下，咯咯地笑起来，挥舞一双小胖手，一手去抓自己的脚丫，另一只手塞进嘴里含着，口水蜿蜒流下。

一个 5 岁男孩坐在我右前方的小椅子上。他剧烈地咳嗽着，微仰着头，小嘴大张，咳出的气流和飞沫以每秒钟数米的速度扑面而来，而他距离我的口鼻不到半米。我屏住呼吸，希望他的家人告诉孩子捂住口鼻，或替孩子捂住口鼻，但是没有。家长没有丝毫干预的意图，而是急切地说："医生你看，他就是这样咳嗽的。"

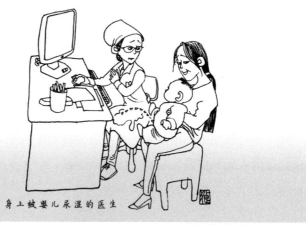

身上被婴儿尿湿的医生

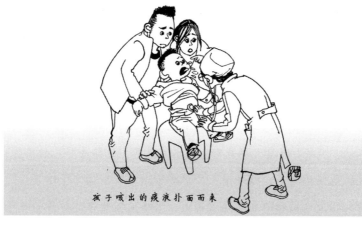

孩子咳出的痰液扑面而来

医生手记

今天上门诊，一位 4 岁男孩，刚坐下来就一阵剧咳，他咳出的白色黏液从口中飞出，我立即感觉有飞沫溅上面颊和脚面，后来发现那口白痰抛落地面之前挂在了我左脚凉鞋的鞋扣上。如过去多次遇到的情景一样，孩子的妈妈迅速从包里掏出纸巾，先擦孩子，再弯腰擦地板。

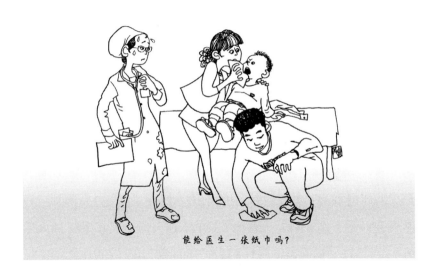

能给医生一张纸巾吗？

当时，我很希望她递过来一张湿巾。并非我的口袋里没有湿巾，而是我不愿主动当着她的面立刻清理。因为我立刻清理的行为有可能让家长感觉到来自医生的嫌弃和不耐烦。而家长递一张纸巾，就是鼓励我立刻擦掉孩子留在我身上的污渍，是对我作为普通人的尊重，是不要求医生必须无条件地承受患者一切病况的一种包容。

行医几十年，孩子的家长对我是十分尊重的，那是在技术层面上对医生的一种带有崇敬意义的尊重，这种尊重同时也附带有对医生道德层面的高标准要求。而作为医生，患者的一切临床表现，包括大小便和痰液的颜色和性状都应是被仔细观察的客观事物，这种观察包括通过视觉、嗅觉和听觉等多方面资料的搜集。所以，患者的大小便和痰液在医生眼里不应该是污物，而应该是没有任何属性概念的能够提供诊断线索的宝贵证据。能够坦然面对患者的各种分泌物，忘记它们的自然属性，而只关注它们在疾病当中的临床意义，这是每一位医生都应该具备的科学精神。

然而，在就诊礼仪层面上，医生应该得到作为普通人应该得到的尊重。这种尊重不仅仅是对医生个人的尊重，也是对其他就诊者的尊重。因为医生如果不及时清理被某个患者污染的衣服，就有可能在其他就诊者中间造成交叉感染。

我曾经在自己的同事中做过一个简单的调查。在问到"你是否被患儿尿湿过或吐脏过"时，100% 的人回答"是"；在问到"你是否会停下工作立刻去清理被污染的衣服"时，仅有 20% 的人回答"是"；对于"你是否想马上去清理"的问题，100% 的人回答"是"。

您的孩子弄脏过医生吗？当您的孩子尿湿或吐湿了医生，或在医生的身上留下小鞋印时，**请善意地递给他（她）一张纸巾**。最好在带孩子去就诊时，帮孩子穿好纸尿裤，脱掉小鞋子，为剧烈咳嗽的孩子戴好口罩，为频繁呕吐的孩子准备好呕吐袋。这样做，医生会感受到来自您的理解和尊重。

决定治疗方案时

18 不要诱导医生做自卫性医疗

面对患者，医生处理的是可能性，而不是确定性。比如当医生说"我考虑孩子是缺铁性贫血"时，意思是"缺铁性贫血的可能性很大"，并不代表确定诊断是"缺铁性贫血"。只有按照缺铁性贫血给予铁剂治疗取得疗效之后，医生才能确定"缺铁性贫血"的最终诊断。也就是说，很多情况下医生的诊断是否正确，只有时间能够证明。所以，当医生对家长说：不需要做更多检查，不需要住院，不需要输液，不需要继续用药时，就将自己置于薄冰之上了。因为《医疗事故处理条例》规定举证倒置，而医生永远不可能有100%的把握保证自己的判断准确无误。由于患者对延误医疗的担忧远远大于过度医疗（因为延误医疗的后果来得快，而过度医疗的后果来得比较缓慢和隐匿），便催生了医生的自卫性医疗，即过度诊断和过度治疗。

【被过度诊断的肺炎】

2岁的慧馨咳嗽4天，输液2天。阵发性咳嗽使她眼睛周围的皮肤上浸出了一圈细密的出血点，她鼻头潮红、鼻孔潮湿、鼻音很重。虽然她的肺部没有任何阳性体征，胸片也没有发现异常，但她拿出的外院病历上清楚地写着：肺炎，建议住院。家长们一遍一遍追问：是肺炎吧？严重吗？需要马上住院吗？

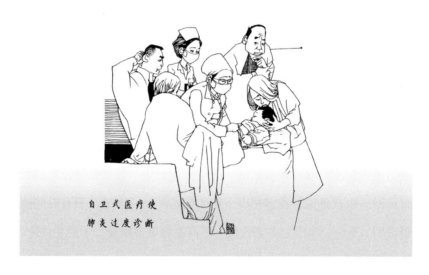

自卫式医疗使
肺炎过度诊断

　　肺炎是儿科最常见的下呼吸道感染性疾病，是5岁以下儿童死亡的首位原因。孩子咳嗽，家长就怕"咳成肺炎"，常问医生"会不会发展成肺炎？"而医生最怕家长抱怨：昨天怎么就没听出来有肺炎……早输液就不会变成肺炎了吧……

　　典型的肺炎和重症肺炎不会被漏诊，但不典型的肺炎和轻度肺炎需要等待和观察才能确诊。"自卫性医疗"使医生不敢等待，因此，"肺炎"这一诊断被过度使用了，有的医生甚至发明了一个新名词：肺炎前期。

　　孩子年龄越小，越容易被过度诊断为肺炎。因为年龄越小，肺炎的临床表现越不典型。小婴儿咳嗽反射不完善，患肺炎时咳嗽症状不明显，可能仅表现为呛奶和吐沫。所以，小婴儿稍有呛奶和吐沫，就容易被诊断为"肺炎"。但孩子呛奶和吐沫并非一定就是肺炎，若偶尔呛奶，最可能的原因是喂养问题造成的反流症状，应该给予喂养指导，并密切观察孩子的精神状态、呼吸频率和吃奶量；若严重呛奶和吐沫，并且体重不增，除了肺炎，还可能是先天性气道畸形：气管－食管瘘。

咳嗽症状的严重程度与肺炎并无直接关系。但面对咳嗽剧烈的孩子，医生给出比事实偏重的诊断和强有力的治疗措施才能给焦虑的家长一个"交代"，于是"肺炎"就被过度诊断了，如慧馨的咳嗽，当她来到我的门诊时，我没有发现她有肺炎的证据，也没有使用抗生素的证据，针对她的卡他症状和过敏性鼻炎病史，让她停止输液，口服抗过敏药和鼻喷糖皮质激素，嘱咐家长密切观察孩子的精神状态和呼吸频率。3 天后复诊，慧馨的咳嗽显著好转，证实她的咳嗽因鼻炎引起，而非肺炎。

处于医患关系紧张的医疗环境下，对疾病诊断过程中的必要程序——等待和观察，家长越是没有耐心，医生就越是没有胆量和担当。家长的焦虑情绪，家长对诊疗过程的反复质疑，以及对治疗目标的过高期望，都可能会诱导医生进行自卫性医疗。需要提醒家长的是，医生对于熟人介绍的患者会更加谨慎，通常会在常规处置的基础上给予更多的检查项目或治疗手段，而不是给予最适当的诊疗方案。这也是一种自卫性医疗。原因仍然是：医生没有完全把握保证自己的判断准确无误。为了孩子的健康，减少自卫性医疗是家长和医生共同努力的目标。

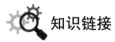 **知识链接**

自卫性医疗

自卫性医疗行为，亦称为防御性医疗行为，是指医生为患者进行检查治疗的目的不是完全出于诊断和治疗患者的需要，而是为了避免医生陷入被患者抱怨、指责和诉讼的被动境地。自卫性医疗行为的负性表现是：过度化验检查，过度转诊会诊，过度用药，也表现为回避收治高危患者或进行高危手术，回避采用有创检查或治疗方法。这些行为常导致医疗资源的浪费，增加患者的精神负担和经济负担。同时，也影响了医疗新技术、新业务的开展。

自卫性医疗行为在国内外医生群体中普遍存在。1978 年，美国的Tancredi LR 等指出：医生的自卫性医疗行为是医疗失误法律诉讼的副产品，它的目的非常明确，即医生要避免吃官司。虽然《侵权责任法》在法律的层面对过度检查行为做出了禁止性规定，但是在实践中却很难认定某位医生在某次医疗活动中是否有过度医疗行为。促使医生过度医疗的原因是多方面的，包括医院的管理水平，医生个人的道德水平和诊疗水平，以及患者的法权意识和医患关系。毫无疑问，紧张的医患关系是医生自卫性医疗行为的催化剂。

19 不要诱导或迫使医生给孩子静脉输液

常常有家长这样问我：需要输液吗？不输液能好吗？输了很多天了为什么还不好？还有的家长说：孩子每次生病都要输液，不输液好不了。家长的这种态度极容易迫使医生做出一种不适当的决策：为了满足家长或者安慰家长而给孩子静脉输液。

2008年某市对126名社区全科医生关于输液现状的问卷调查显示，60%的被调查者认为输液率过高，而35%的输液处方是应患者和家属的迫切要求而开的。

当家长问"不输液行吗？"或者说"我家孩子不输液好不了"，医生最简单的应对办法就是马上给孩子输液。若是医生坚持原则不予以输液处置，而是建议家长观察几日再来复诊。那么几日后复诊时，总会有少数患者仍免不了输液，这些少数人就会抱怨"为什么不早几天输液？""还不如第一次来就输液呢！"而那大部分不输液就痊愈了的患者也不会感谢医生不输液的决策，因为那是应该的呀！所以，每当医生拒绝患者的输液请求时，就承担着被抱怨的潜在风险。那么，也就不难理解为什么医生很容易被家长诱导或迫使做出静脉输液的决定了。

医生手记

肺炎，不一定要输液

4 岁的云逸又来复诊了。

1 周前他因咳嗽 3 天发热 1 天，听诊肺底有水泡音，被诊断为肺炎，当地诊所建议输液，云逸的妈妈拒绝输液。因为云逸不是重症肺炎，我开了口服抗生素给他，建议他回家服药观察。3 天前再次来时，孩子仍然发热，咳嗽加重，当地诊所再次建议输液，仍被妈妈拒绝。因为云逸精神尚好，没有呼吸急促，他的白细胞和中性分类轻度增高，不属于重症肺炎，我仍旧给予口服药，只增加了雾化治疗。今日第三次来，云逸发热已退，咳嗽减轻，继续给予口服药物巩固治疗。

云逸的妈妈很了不起，她有足够的理智和耐心，坚持选择对孩子伤害最小、最简单的治疗方法。

 医生手记

腹泻，不一定要输液

5 个月的小灵熹又来了。小脑袋竖得稳稳的，眼神灵活。他在奶奶怀里耸动着身体，小手胖胖的，努力挥舞着要抓我的鼠标，一看就知道他心情不错。不用问，肯定烧退了，不拉稀了。当然，那位漂亮的年轻妈妈心情也不错。她以一种诚挚的口吻说："谢谢你啊医生，那几天宝宝不好，越输液越厉害，我妈每天都和孩子一起哭，没想到不输液反倒好得快，一天比一天好……"

小灵熹因为腹泻使用抗生素输液 5 天，腹泻未愈，又添发热。虽然发热，但感染二项都正常，粪常规也正常，并且宝宝吃奶喝水都不吐，所以我就给他改为口服药，并指导妈妈限制奶量和辅食，3 天后基本痊愈。

 医生手记

家长迫使我开出的静脉输液

18 个月的小男孩，呕吐腹泻 2 天。我查体后告诉家长："能吃药就不输液，吃药后若是频繁呕吐，就需要输液了。"妈妈答："喝水都吐，只能输液。"我看向爸爸，再次交代："少量多次喝水不容易吐，目前孩子轻度脱水，能吃进去药就不用静脉补液。"但是，爸爸看向妈妈，表示自己不做主。我正在犹豫，小男孩突然开口了："能吃药。"那是个抱在妈妈怀里吃奶的孩子。他这个年龄的语言能力是说单字和叠音词，比如"吃，要，不，怕，爸爸，妈妈"等。所以，他清晰地说出"能吃药"三个字时，给我的惊讶不亚于看到一只会说话的猫。"能吃药"说明他在妈妈怀里半坐半卧半睡半醒时，听懂了医生和父母的对话，并做出了对自己最有利的选择，而且清楚地表达了出来（有多少听懂了却不能表达出来的孩子呢）。好聪明的小男孩。但是，妈妈很坚决地说："输液吧！我们大老远来了，就想让他快点好，输液好得快。"我被迫开了糖盐水和注射证。我知道即使我不开，这男孩的妈妈一定会反复挂号就诊，直到有医生满足她的需要，而不是满足孩子病情的需要。

那孩子一出诊室就大哭，清楚地喊着"不打针不打针"。我觉得很对不起他，在这件事上没有站在他的立场上为他做主。

世界卫生组织提倡：能口服药物就不要肌内注射，能肌内注射就不要静脉输液。然而，目前静脉输液缺乏统一的临床应用指导原则和科学的评价指标。现有的教科书、药品说明书、临床路径、临床诊疗指南等均未对静脉输液指征作出明确规定，导致我国过度输液的现象长期存在。

家长们至少应该了解以下几种常见的儿科疾病不需要静脉输液，不要诱导或迫使医生开输液处方。

1. 上呼吸道感染：病程3天以内，体温38℃以下，精神状态好。

2. 小儿腹泻病：轻度脱水可以口服补液者。

3. 毛细支气管炎：轻度喘息者。

4. 手足口病或疱疹性咽峡炎：无发热、精神状态好，血象不高者。

知识链接

静脉输液是WHO推荐的最后一种给药方式

皮肤是人体的第一道防线。皮肤除了应对物理性损伤和化学性损伤外，还能应对生物性损伤。皮肤表面偏酸性，对寄生菌生长不利，超过一定大小直径的微生物不能通过完整的皮肤，表皮脂质膜中的游离脂肪酸对某些微生物也有抑制作用，堪称人体的天然屏障。

黏膜是人体的第二道防线。在人体与外界相通的消化道、呼吸道、泌尿生殖道的腔面分布着黏膜组织,黏膜总面积是人体皮肤面积的 200 多倍。黏膜屏障主要由益生菌、黏膜上皮、黏膜下淋巴组织三个部分组成,共同构成了一个很好的防御体系。

静脉输液方法突破了上述两道基本防线,直接进入血液循环,因此存在潜在的危险性。由于受液体 pH 值、渗透压、微粒、内毒素、药物浓度、药液放置时间、滴注速度等多因素的影响,静脉输液比其他给药方式更容易发生不良反应。**因此,静脉输液是世界卫生组织(WHO)推荐的最后一种给药方式。**

静脉输液是抢救和治疗危重患者的重要给药途径,可将液体或药物直接输入患者的静脉血管,迅速达到改善微循环、控制感染、纠正电解质紊乱和酸碱失衡等治疗目的,**通常适用于昏迷、休克、重度感染、重度脱水等患者,是口服和肌内注射无法得到有效治疗时才选用的一种治疗方法。**

然而,多年来静脉输液方法在我国被过度使用。原因之一是很多家长认为输液是最强有力的治疗措施,不输液就怕延误病情。有些家长甚至认为医生不给予输液治疗就是没有认真对待孩子的病况,这说明患者对静脉输液的认识水平普遍较低。

2003 年,一项由全国医院感染检测网组织的 156 家医院住院患者横断面静脉输液率调查结果显示:住院患者输液率高达 73.5%。其中,静脉输液率最高的医院达 99.8%。2015 年广东省卫计委对粤北两个县区六所卫生院的调查显示:基层卫生院住院患者静脉输液率达 90%~100%。有研究发现,三级医院住院患者的静脉输液率低于基层医院。这说明各级医院的医师对静脉输液的认知水平也不一致。

患者过度输液不仅浪费大量的人力资源和医疗资源，也使输液相关的不良反应逐年增多，以至于 2015 年多个省市紧急叫停门诊输液。2015 年，江苏省卫生与计划生育委员会下发通知，对门诊输液做出最新规定：2016 年 7 月 1 日起，除儿童医院，全省二级以上医院，全面停止门诊患者静脉输注抗菌药物；当然这种不考虑临床合理性需求的强制要求是否妥当需要进一步探索。

2015 年，有人报道通过要求医生填写输液使用申请表，同时要求患者及家属签订知情同意书，可使该院的门急诊输液率下降 20% 以上，说明**避免过度输液需要医患双方的共同努力**。

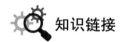 **知识链接**

静脉输液的六大风险

一项关于输液安全知识的调查结果显示，家长们最担心的输液安全问题主要是一次穿刺不成功。然而，静脉输液的更大风险是输液反应和院内交叉感染，部分病例还可能因发生严重过敏反应而危及生命。

1. 输液反应：发热和乏力

广义的输液反应包括致热原反应、过敏反应、循环负荷过重、空气栓塞、血管迷走性晕厥、静脉炎、菌血症或败血症等与输液相关的不良事件；而狭义的输液反应仅仅指致热原反应。药品和静脉输注所用的溶液本身带有致热原，输液器材、输液操作过程中也可能引入致热原，当致热原超过一定限度时，会引起发热反应，表现为发冷、寒战、面部和四肢发绀，继而发热，体温可高达 40℃左右，或伴有恶心、呕吐、哭闹、烦躁不安，严重者出现心力衰竭甚至死亡。

有的患儿越输液体温越高，除疾病本身表现外，也可能与输入致热原有关。质量合格的药物不是绝对没有致热原，而是含量极少。儿童对相同药物的耐受性远低于成人，所以比成人更容易发生输液反应。儿童对内毒素的敏感性高。内毒素是革兰氏阴性细菌细胞壁中的一种成分，又叫脂多糖，是一种常见的致热原。只有当细菌死亡后溶解或用人工方法破坏细菌细胞后，内毒素才释放出来。输液使用的无菌液体指的是没有活菌，死的细菌是存在的，所以内毒素无法避免。虽然国家对静脉注射剂的内毒素含量制定了质量标准，但儿童或年老体弱者仍易有输液反应，特别是有过敏性病史的患儿。致热原经输液及加药等环节进入体内，激活白细胞产生内源性致热原，内源性致热原透过血脑屏障，影响体温调节中枢，引起发热。单用一种药物较少引起致热原反应，当几种药物联用时，致热原叠加，发生输液反应的危险性就随之增加。

一些患儿在静脉输液过程中，化验结果显示好转，但精神未见恢复，反而出现了乏力和肌肉酸痛的表现，这可能是静脉输液本身对患儿体内 pH 值产生的影响。《中国药典》规定，葡萄糖注射液 pH 值的范围为 3.2~5.5，葡萄糖氯化钠注射液 pH 值的范围为 3.5~5.5，维生素 C 注射液 pH 值的范围为 6.0~6.5，均为偏酸性液体。氯化钠注射液和注射用水接近中性，pH 分别为 4.5~7.0 和 5.0~7.0。偏碱性的只有碳酸氢钠注射液（pH7.5~8.5）。因此，静脉输液容易使部分患儿体内 pH 值降低，出现易激惹、哭闹、乏力、肌肉酸痛等表现。

2. 院内交叉感染

输液室是门诊患儿集中治疗的地点，人流量大，空气质量差。部分家长怕患儿受风，拒绝开窗，空气中的尘埃附着了大量的微生物。尤其在冬季，病毒停留在室内造成空气严重污染，加之有的患儿在室内呕吐或大小便，使得输液室地面和坐卧用具上布满细菌微粒。

门诊输液的患儿很难做到按病种进行分类隔离，有不少家长为了让孩子安静下来，举着吊瓶随意走动，极容易通过空气传播和身体接触发生病毒或细菌的二次感染。儿科最常见的院内交叉感染是呼吸道感染和消化道感染。呼吸道感染的患儿输液数天后，发热、咳嗽减轻，却开始腹泻，提示发生了院内消化道感染；而腹泻患儿输液 2~3 天，脱水纠正，突然开始发热伴咳嗽，则提示发生了院内呼吸道感染。

院内感染的发生率在各地区各医院各不相同，但也有相同之处：年龄越小，门诊输液或住院时间越长，院内感染发生率越高。如，某医院对 1993—1996 年发生的院内感染情况进行调查。共查病例 24 387 例，全院的院内感染发生率为 5.34%，儿内科居首位，为 10.25%，大于 3 周岁儿童的院内感染率为 10.68%，高于其它年龄段。另一家医院的统计显示：住院 1~2 周的患者院内感染率为 4%；住院 2~3 周，院内感染率为 15.73%；住院 3~4 周，院内感染率高达 20.83%。

院内感染并不是简单的再次感染。院内感染与院外感染在病原学分布上有明显不同，院内感染的细菌对抗生素的耐药率更高，病情更重，治疗更困难，花费更大。

3. 增加患儿就医时的不良体验

多数儿童害怕打针。对医院环境及医护人员的陌生感，加之疾病导致的身体不适感，周围患儿的哭闹声，以及针刺的疼痛感，常常使患儿产生恐惧、紧张、对抗等心理应激反应。这种反应使患儿体内的儿茶酚胺分泌增加，引发周围血管收缩，更增加了静脉穿刺的难度。

4. 输液时药液渗漏

小儿输液时，留置针易脱落，脱落后因衣物包被遮盖而不易被及时发现，所以小儿静脉输液时药液渗漏是一种常见的现象。轻者局部红肿、疼痛，重者周围组织坏死以及神经、肌肉受损，甚至导致功能障碍。家长们往往认为针尖刺在血管外是药液渗漏的主要原因，可实际上药液渗漏时，针头可能仍在血管内且回血良好，而且渗漏性损伤并不总是出现在注射部位。小儿静脉输液渗漏的主要原因是患儿过度活动（占53.3%）和家长疏忽（占20.0%），穿刺或固定不妥等护理不当仅占9.5%。

某医院曾对年龄15天至14岁的患儿在一个月内发生的药液渗漏事件进行分析，结果显示：该时间段内静脉输液70 210例次，发生输液外渗6347例次，其中男孩（3764例次）多于女孩（2583例次），10月至3岁的婴幼儿发生输液外渗的比率最高（占72.8%）。

5. 输液部位发生静脉炎

若输液相关的静脉走行区域出现局部疼痛，或伴有发红、肿胀现象，要考虑静脉炎的可能。

小儿血管比较细薄，静脉炎的发生主要是由于溶液中的不溶性微粒刺激和药物刺激，如阿奇霉素、甘露醇、钾盐等。其次，是来源于套管针的机械性刺激。静脉炎的发生与套管针留置时间、换药次数以及高分子溶液输注等因素密切相关。留置时间越长，患儿感染的风险越大，细菌性静脉炎的发生率越高。研究发现，2岁以内的患儿静脉炎发病率高达 29.45%，明显高于其他年龄段。

6. 反复穿刺

即使是最有经验的护士，也不能保证在任何情况下都能一针见血。静脉穿刺失败的原因除了技术因素以外，还受患儿自身因素的影响：如血管细小，皮下脂肪厚，血管塌陷，皮下淤血，血管脆性增加，以及患儿因恐惧不能配合穿刺，等等。有研究显示，当患儿和家长给予适当的配合时，护士为患儿穿刺一次成功的概率大约能提高 30%。

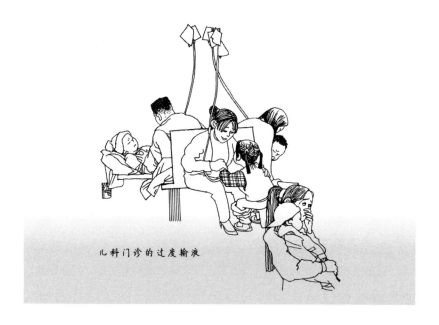

儿科门诊的过度输液

以上列举了小儿静脉输液的 6 种常见不良反应，**需要强调的是：静脉输液的不良反应可能发生在刚开始输液时，也可能发生在输液过程中的任何时间，有些迟发性反应则可能发生于输液结束后的一段时间。注射的品种越多、疗程越长，发生不良反应的概率随之成倍增加。**

20 请不要自作主张给孩子使用抗生素

许多家长习惯在孩子呼吸道感染时，自行使用抗生素，以为这样做就不会延误病情。国内外研究结果显示，在使用抗生素治疗呼吸道感染时，不合理使用率达25%~50%，造成儿童抗生素滥用的主要原因之一就是家长自作主张给孩子使用抗生素。

玉儿妈妈抱着玉儿站在挂号机前排队的人群里，玉儿额头上贴着冰冰贴，清鼻涕糊着一侧鼻翼，见我来了就惊喜地喊"张妈妈张妈妈"。玉儿妈妈转过身来，迫不及待地说："张教授，玉儿又发烧了，不知能不能挂上你的号，不知要等多久才能看上，能不能先吃药啊……"我看了一眼玉儿，说："先吃退烧药。"玉儿妈妈说："退烧药刚吃了，另外吃头孢还是阿奇？我包里都有。昨晚她烧得高，我着急，先给吃了头孢……"我说："跟你讲过很多次了，抗生素不是退烧药，你怎么又自作主张用抗生素啊！"玉儿妈妈小声说："我着急……"

果果的1岁生日是在医院度过的。他已经腹泻3周了。开始只是大便次数增多，接着发生了大便性状改变，由成形便变成稀糊状便。这是饮食不洁，消化不良所致，适当控制进食量就可缓解。但是，因为果果吃奶吃饭都没减少，家长就没有在意。直到第七天，果果出现大量稀水样便，并且低热、不吃奶，妈妈才抱他来看急诊。经过粪便检测，确定果果肠道感染了轮状病毒。轮状病毒性腹泻是一种自限性疾病，只要合理喂养、预防脱水，一般5~7天即可痊愈。我给果果开了口服补液盐、益生菌和消旋卡多曲颗粒，嘱咐果果妈妈，要是孩子有呕吐症状，就来静脉补液。果果妈妈问："要不要吃抗菌（生）素？"我说："孩子腹泻是病毒感染，不需要用抗菌（生）素。"又过了2周，果果来复诊，腹泻没有好转，而且不吃东西、发蔫（脱水症状）、爱哭。我问："这两周果果用过什么药？"果果妈妈答："就是上次来开的那些药，还有头孢克肟。"我问："为啥用头孢克肟？用了几天？"果果妈妈说："开始我把娃耽误了，后来想让她好快点，家里有头孢克肟，就给娃吃上了，吃10天了，越拉越厉害。"果果的粪便常规检查无侵袭性细菌感染的证据，但有真菌孢子和菌丝。这是真菌性肠炎的特点，一般继发于抗生素引起菌群失调之时，属于抗生素相关性腹泻。我嘱咐她先停下头孢克肟，给果果换无乳糖奶粉，当天留观输液纠正脱水。三天后复诊，果果腹泻明显减轻，也活泼了。我拔了留置针，开了一种助消化的中成药，让他回家康复，再三嘱咐妈妈不要自作主张给孩子使用抗生素。

深圳市一家医院以300名患儿家长为调查对象，研究家长对儿童使用抗生素的认知水平，结果发现，自行给孩子服用过抗生素的家长高达 62.56%。另一项同类研究发现 61.5% 的家长自作主张给子女使用过抗生素，23% 的家长曾给孩子服用成人剂型抗生素，28.5% 的家长认为抗生素可以退热，35.5% 的家长认为咳嗽就要用抗生素，79% 的家长认为抗生素能够治疗病毒感染。

另一项对山东省阳谷县 12 个村的 727 名家长抗生素认知行为的分析显示，50% 的家长得分低于中位数，这项研究还发现仅少数受访者（38.4%）认为中国存在抗生素滥用情况，23.8% 的家长不认为中国存在抗生素滥用，而近半数家长认为没有必要凭处方购买抗生素。

在平均文化水平较高的杭州，即使家长对于儿童使用抗生素的正确认知率可达 71.1%，仍有 71.9% 的家庭自备抗生素，有 54.5% 的家长自主给孩子使用过抗生素。

可见中国儿童的家长对抗生素滥用问题缺乏正确的认识。**因此，倡导合理规范应用抗生素不再是单纯的医学学术问题，而是患者和医生都应关注的重大社会问题。请家长们不要自作主张给孩子使用抗生素。**

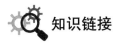 **知识链接**

正常菌群和二重感染

家长们轻易使用抗生素的行为，源于对抗生素的错误认识，也源于对细菌的错误认识。家长们大多认为所有细菌都是对人体有害的，所以毫不吝惜杀灭它们。

在人体口腔、鼻腔、食管、胃肠道、气管、支气管、泌尿道和生殖道等与外界相通的腔道内都寄居着不同种类和数量的微生物，这些微生物被统称为**正常微生物群**，也称共生微生物群。因为这些微生物主要是细菌，所以简称为正常菌群。人体正常菌群种类繁多，数量巨大。最新的分子生物学技术发现人体正常菌群的数量大约是 100 万亿，是人体自身细胞的 10 倍，而人体微生物的基因总和是人体自身基因的 100~150 倍。知道了这些数字以后，你还会轻视这些与人体共生的细菌吗？

微生物有 35 亿年历史，而现代人类史不过 25 万年。**正常菌群对人体有益无害**。肠道菌群在肠道黏膜表面形成一道生物屏障，抑制病原菌过度增殖和病毒感染，调节胃肠道运动，参与营养物质的能量代谢和维生素合成，并维护免疫系统的正常功能。在长期历史进化过程中，人体与菌群之间始终处于动态平衡中。正常菌群通过生物拮抗、营养作用、免疫作用、抗衰老和一定的抗肿瘤作用，对人体生态平衡起着重要的作用。而**广谱抗生素的长期或大量使用在杀死或抑制敏感菌群的同时，使原本处于劣势的有害菌群或外来的致病菌趁机大量繁殖，导致疾病，即二重感染**。抗生素相关性肠炎，就是不合理使用抗生素，造成肠道菌群紊乱引起二重感染的一个典型例子。

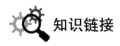 知识链接

抗生素破坏正常菌群的不良后果

如果你以为正常菌群被破坏的后果只是腹泻而已，那就错了。近十年

来，正常菌群对于人体健康的重要性受到越来越多的关注。大量研究发现，多种儿童过敏性疾病、儿童行为发育异常均与肠道菌群紊乱密切相关。

生命早期使用抗生素会影响远期肠道菌群的定植。

新生儿自分娩时起即开始了肠道细菌的定植过程。自然分娩的新生儿最初的肠道菌群是母亲产道和外阴周围的细菌，以乳酸杆菌、普雷沃氏菌属等对机体有益的细菌为主；而剖宫产新生儿最初的肠道菌群是母体皮肤上的微生物，包括葡萄球菌、棒状杆菌属和短棒菌苗属等。母乳喂养的婴儿肠道菌群以双歧杆菌为主，而配方奶喂养的婴儿则无明显优势菌群。1岁以前婴儿的肠道菌群与母亲的肠道菌群相似，2~3岁时逐渐拥有自己较稳定的微生态系统。在这个过程中，**抗生素的使用会在很大程度上影响正常菌群的建立**。因为抗生素在杀灭靶微生物的同时，也减少了肠道有益菌群的定植。

无论口服还是静脉给药，**连续使用抗生素3~7天可导致人和动物肠道菌群紊乱**。有研究发现，接受4天抗生素治疗的新生儿在1个月后仍有肠球菌的过度增殖。这表明生命早期抗生素的使用不仅会造成近期肠道菌群紊乱，还可能影响远期肠道菌群的定植。

一项研究显示，感染幽门螺杆菌的患者在使用克拉霉素和甲硝唑治疗14天后，其肠道和咽部菌群的多样性明显减少，肠道菌群中大环内酯类耐药基因（*erm B*）呈10万倍增加，部分患者可长达4年不消退。这说明**即使短期使用抗菌药物，也可对人体的正常菌群构成及其耐药性造成长远的影响**。

生命早期使用抗生素会增加过敏性疾病的风险。

过敏性疾病是儿科常见的一类疾病，主要包括过敏性鼻炎、哮喘、特应性皮炎等。近年来，世界上多数国家的儿童过敏性疾病发病率呈上升趋势。有研究表明，过敏性疾病患者肠道菌群的多样性降低。与正常婴儿相比，患有过敏性鼻炎的婴儿在出生 1 个月时，肠道内肠球菌与双歧杆菌的数量都比较低，到第 3 个月时，肠道内梭菌的数量明显增多，到 12 个月龄时，肠道内拟杆菌数量明显低于同期正常儿童。研究还发现湿疹患儿在出生后 1 周时肠道菌群的多样性就显著减少。这些研究表明，肠道菌群多样性指数下降将增加婴幼儿过敏性疾病的患病风险。

支气管哮喘是儿童最常见的慢性疾病。前瞻性队列研究显示出生后 12 个月内使用抗生素，儿童的哮喘风险将会增加，并呈剂量依赖性。一项涉及 29 个国家，总人数为 193 412 人的国际多中心研究证实，**0~1 岁期间使用抗生素与儿童期哮喘、过敏性鼻炎、结膜炎及湿疹等过敏性疾病的发生有显著的相关性。**

肠道菌群失调与行为发育异常有关。

近十几年来，科学家发现肠道菌群、肠道和脑组织三者间有着密切的信息交流。**肠道菌群可以通过免疫、神经内分泌和迷走神经三条途径，对脑功能和行为产生重大影响。**大量研究表明，肠道菌群失调不仅会引起多种胃肠道疾病，如腹泻、便秘、痢疾、肠炎、溃疡性结肠炎等，还有可能是抑郁、焦虑和认知功能下降等精神心理疾病的重要原因。

自闭症是以社会交往障碍和刻板行为为核心特征的一种儿童广泛发

育障碍综合征。对大量同卵双胞胎的调查研究显示，导致自闭症的重要原因是遗传和环境因素，其中一个重要的环境因素就是肠道菌群失调。一项研究比较了自闭症儿童与正常儿童肠道菌群的构成，结果表明，与正常儿童相比，自闭症儿童肠道菌群的多样性降低了。另一项研究显示，自闭症儿童的严重程度与肠道菌群的多样性和数量降低有显著的相关性。多项研究的结果表明，自闭症儿童普遍在 3 岁前曾过度服用抗生素。这些研究提示婴幼儿期过度使用抗生素可能会增加发生自闭症的风险。

综上所述，**不适当地使用抗生素不仅对幼儿各系统造成近期损害，而且可能对幼儿远期的生长发育带来不良影响。**生命早期的抗生素暴露，以及长期使用抗生素，与儿童多种疾病，如过敏性疾病和心理行为疾病，以及认知发育的相关性，值得密切关注。

21 让医生决定是否使用抗生素

合理使用抗生素的基本点是掌握细菌感染的临床指征，然后根据细菌感染的部位发现（或推测）病原菌的种类，在此基础上根据药物敏感试验，或根据经验尽可能选择窄谱的抗生素。若没有发现细菌感染的指征，选择抗生素的依据是什么呢？必然是盲目选择一种广谱抗生素，若用了两天无效，则可能再联合使用一种抗生素。一幅滥用抗生素的画面就这样形成了。

宁夏来的豆豆1岁半，刚接受了先天性心脏病的手术治疗，出院第2天就发烧、干咳。手术前他已经得过两次肺炎了，爸爸妈妈和爷爷都很紧张，生怕豆豆又患肺炎。我仔细查体后未发现肺炎体征，血常规检查结果也正常，我初步诊断为"急性上呼吸道感染"，开了一种退热药，让豆豆服药2天后再复诊。但豆豆的爷爷不满意，非要用抗生素。爷爷说："孩子小，不用抗生素压不住，拖得时间长了怕又变成肺炎了。"他说的不无道理。豆豆出院不到48小时，他发热的原因有可能是院内感染，有可能是肺炎早期，而且不能排除细菌感染。但是，我若给他开抗生素处方，极大程度上不是为了满足豆豆病情的需要，而是为了满足爷爷的心理需要。为了病情需要使用抗生素是有章法可循的，而为了满足家长的心理需要使用抗生素，何来章法？

我不能担保豆豆这次发烧不是肺炎。但是，我也不愿意在孩子身上盲目用药。退一步讲，假如豆豆果然是肺炎，是院内感染，那么，盲目地经验性使用抗生素并不是规范的处理办法，应该根据血培养或痰培养结果选择对病原菌敏感的抗生素。若细菌培养未能获得阳性结果，也应根据当前院内感染的病原菌分布和耐药菌监测情况，谨慎地选择抗生素。

我告诉爷爷，如果换一个医生，有可能满足他的要求开出抗生素处方，但那不是因为豆豆病情的需要，而是为了家长的心理需要。爷爷最终接受了我的建议。

3天后复诊，豆豆全家人喜笑颜开。孩子不发烧了，吃得玩得都好，只是偶尔咳嗽，再来开点咳嗽药就回宁夏了。我仔细听了豆豆的双肺，悬着的心也跟着放下了。感谢豆豆爷爷对我的信任，因为有不少家长不能接受首诊医生不用抗生素的治疗建议，总要重复就诊，直到有医生开出抗生素处方才会满意。

什么情况下应该使用抗生素；怎样根据感染的部位、来源（社区还是医院获得性），可能的病原菌种类及其耐药性，病情的严重程度等，选择正确的抗生素；怎样根据抗菌药物的药效学及药动学特性，确定正确的给药途径；怎样根据抗生素的时间依赖性和浓度依赖性决定最适合的给药次数和疗程。这是一个复杂的医疗过程。

对于一些细菌感染的不典型病例，最有经验的医生在抗生素使用方面也难以决策。儿科使用抗生素的复杂性，还体现在年龄差异上。因为抗生素在不同年龄阶段的孩子体内有不同的代谢特点，由于临床药物试验的伦理学要求，许多药物并无儿童使用的安全数据，此时用药更依赖于医生的临床经验。

刚过百天的青儿患肺炎住院 8 天了，热退 3 天，咳嗽减轻，医生下了"停止静脉用头孢曲松钠和明日出院"的医嘱，按照抗生素序贯治疗原则（序贯治疗是合理使用抗生素的一种策略，先静脉用药，控制病情后，改为口服治疗），准备让青儿口服头孢菌素，出院康复。当晚，青儿的病情却突然加重，再次高热，咳嗽加重。显然，青儿发生了院内感染（住院期间和出院 48 小时内发生的感染，被称为院内感染；医院外发生的感染被称为社区获得性感染）。值班医生迅速进行了规范处理：先给青儿抽血送细菌室做细菌培养，然后继续静脉使用头孢曲松钠。但是，原本对青儿疗效很好的头孢曲松钠却不见效，青儿持续高热，呼吸急促，精神萎靡，外周血白细胞总数和中性粒细胞数显著增多。根据经验判断，院内感染的细菌多为耐药菌，青儿再次发热，用头孢曲松钠无效，很可能感染了耐头孢曲松钠的菌株。为了不延误治疗，医生为青儿换用了耐药率较低的碳青霉烯类抗生素。48 小时后检验科电话通知：青儿的血液细菌培养结果为产超广谱 β－内酰胺酶（ESBLs）的大肠埃希菌；72 小时后检验科通知药敏试验结果：大部分头孢二代和三代（包括头孢曲松钠）均耐药，碳青霉烯类抗生素敏感。不出所料，青儿在住院期间感染了革兰氏阴性菌耐药菌株。经敏感抗生素治疗，青儿体温很快恢复正常，精神好转，咳嗽减轻。最终花费了2倍于初次感染（社区获得性感染）的费用治愈出院。

2017年世界卫生组织将抗生素分为三类：通用类、监管类和储备类。通用类是一线推荐，如阿莫西林、氨苄西林、甲硝唑等；监管类多为广谱抗生素，易诱导耐药，如三代头孢菌素、碳青霉烯类、大环内酯类；储备类是抗生素的最后防线，用于危及生命的感染，如第四代、第五代头孢菌素，黏菌素，利奈唑胺等。中国儿童使用通用类抗生素的比例仅占7.8%，为全球最低；使用监管类抗生素的比例占74.1%，明显高于美国、英国等发达国家（2017 WHO-AWaRe项目）。

20世纪90年代初，国内外学者同时开始关注抗生素滥用问题，1994年瑞典发起了全国合理应用抗微生物药物以及耐药性监测项目，在项目实施3年后，儿科抗生素处方减少了38%。2010年美国儿童急性上呼吸道感染较10年前的抗生素使用率减少了57%。

当前，我国儿科细菌感染的最后防线——碳青霉烯类抗生素的耐药已呈现逐年上升的趋势。为了遏制耐药菌的产生，国家在行动，儿科医生在行动。家长们也必须行动起来，重视滥用抗生素的严重后果。**是否使用抗生素，让医生来决定。**

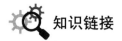 知识链接

不合理使用抗生素催生耐药菌

1928 年英国细菌学家弗莱明发明了世界上第一个抗菌药物——青霉素。他曾预言："当任何人在商店都能够购买到青霉素时，由于人们无知地使用抗菌药物，将会使细菌产生耐药性。"他的预言不久就变成了现实。1950 年，青霉素广泛用于临床仅仅 8 年之后，金黄色葡萄球菌感染中耐青霉素的菌株已达 40%。到了 1960 年，这个数字上升到 80%。于是，与青霉素抗菌方式相类似的甲氧西林代替了青霉素用于临床。然而，仅仅 2 年后，又出现了耐甲氧西林的金黄色葡萄球菌（MRSA）。如今，MRSA 已经牢牢地盘踞在医院的各个角落。2017 年中国细菌耐药监测网显示 MRSA 的检出率为 29.5%，好在我们还有万古霉素。2009—2015 年北京儿童医院耐药性监测尚未发现对万古霉素耐药的肺炎链球菌和葡萄球菌。然而，早在 1996 年，日本就报道了首例耐万古霉素的金黄色葡萄球菌（VRSA）病例。谁知道 VRSA 离我们还有多远？

在过去 10 年中，碳青霉烯类药物被认为是治疗耐药革兰氏阴性菌感染的最后一道防线。2012 年全国细菌耐药监测网结果显示，社区感染组和院内感染组均未发现有对碳青霉烯类耐药的菌株。然而，最新的数据显示：亚胺培南（一种碳青霉烯类抗生素）耐药的大肠埃希菌检出率已升至 1.9%，而 2009—2015 年北京儿童医院细菌耐药性监测数据显示：碳青霉烯类耐药的大肠埃希菌已达 7%。可以想象，随着碳青霉烯类抗生素耐药菌株的快速上升，耐药革兰氏阴性杆菌感染已成为当前临床治疗的难题。碳青霉烯类耐药儿童比成人更严重，原因是在儿科使用该药更频繁。

能够生存下来的物种并不是最强大的物种，而是最能适应环境变化的物种。细菌就是这样一类适应能力很强的物种。**由敏感菌变成耐药菌的时间越来越短**，耐药菌基因的慷慨使其繁殖和扩散的速度惊人。人类针对不断涌现的耐药菌努力地研制新型抗菌药物，而细菌针对新的抗菌药物再度产生耐药性。我们陷入了"抗菌药物—耐药菌—新的抗菌药物—新的耐药菌"这一恶性循环。虽然目前应用于临床的抗生素已不下200种，而且仍以每年10种以上的速度增长，但是**抗生素的研究与开发速度远远赶不上细菌的耐药速度**。因为细菌繁殖1代仅需30分钟，而人类研制一种新的抗菌药物需要3~5年，甚至更长的时间。

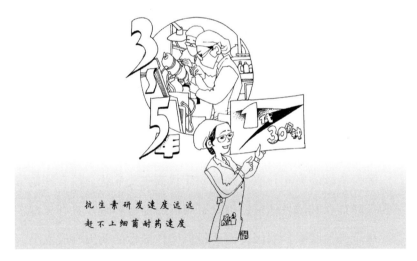

抗生素研发速度远远
赶不上细菌耐药速度

对抗生素产生耐药性是细菌的本能。家长自作主张使用抗生素时，因担心抗生素的副作用，常常不能足量、足疗程地使用，当药物在体内不能维持最小抑菌浓度时，更容易诱发细菌耐药。**耐药菌一旦产生，就以极快的速度蔓延**。合理使用抗菌药物是遏制细菌产生耐药性的关键，这需要医患双方坚持不懈地共同努力。

22 请配合医生执行治疗方案

医患共同决策自 1982 年被首次提出，便在全球范围内得到了广泛认同和重视。虽然在实施过程中还存在各式各样的问题，但其重要性和必要性毋庸置疑。医患共同决策无疑将提高诊疗效率。当家长不能配合医生执行医疗决策，或对医疗方案有不当干预时，孩子的诊疗过程就会更加复杂。

例如，慢性咳嗽（儿童持续咳嗽超过 4 周，属于慢性咳嗽）是儿科常见的一类疾病。咳嗽通常不是一个很严重的症状，但咳嗽声音对家长的听觉刺激会持续地提醒家长：孩子是有病的。所以，慢性咳嗽患儿的家长常常会有焦虑情绪。

慢性咳嗽的患儿，咳嗽是唯一症状或主要症状，没有其他明显的伴随症状和阳性体征，也没有明确的血检和胸片检查异常，若要确定慢性咳嗽的病因，需要根据慢性咳嗽的病因构成情况，先进行经验性治疗，然后根据孩子对治疗的反应，确定或排除一种病因（也称诊断性治疗），如此递进，逐渐做出最后的诊断。可以说，慢性咳嗽患儿的诊断是边治疗边鉴别的过程，这个过程需要家长密切配合。

一默是个 4 岁男孩，咳嗽 3 个半月了，已经去 5 所三甲医院的儿科专家处就诊过。一默妈妈看起来疲惫而且焦虑。但一默一点儿也不像个有病的孩子，他发育正常，营养良好，小脸红润，活泼可爱。妈妈说他一疯跑就干咳一阵，睡到后半夜总要咳嗽一阵，没痰，就是干咳。肺功能和呼出气一氧化氮查了若干次，结果均正常。妈妈愁眉不展地说实在受不了了，不停地问我："这到底是什么原因啊？什么都查过了……已经吃了四个疗程的阿奇霉素，支原体还是阳性的，还要继续吃吗？"我无法听她絮叨下去，她说话时强烈的焦虑情绪会感染身边每一个人，包括我。

我对她说："我问你答，好吗？"她点头。

干咳，夜咳和运动后咳嗽是大部分咳嗽变异性哮喘（CVA）患儿的特点，应该按照 CVA 的治疗方案，给予支气管扩张剂治疗 2 周，若有效，就确定是 CVA，给予吸入型糖皮质激素长期治疗。于是，我问一默妈妈是否用过支气管扩张剂或吸入型糖皮质激素，答："都用过，但无效。"按照我国《儿童慢性咳嗽诊断与治疗指南》推荐的诊断性治疗顺序，接下来应该按照上气道咳嗽综合征，给予鼻喷糖皮质激素进行诊断性治疗。如我所料，一默妈妈说："鼻喷的糖皮质激素也用了，咳嗽一点不见好。"那么，再接下来，应该考虑过敏性咳嗽，用抗组胺药。一默妈妈说："氯雷他定糖浆（一种抗组胺药）和盐酸西替利嗪（另一种抗组胺药物）都用过，也没效果。"考虑到一默的咽后壁黏膜有鹅卵石样变，夜间轻微打鼾，我想有可能上气道咳嗽综合征和咳嗽变异性哮喘并存（这两种病因并存的患儿，占多病因慢性咳嗽儿童的50%），需要经口和经鼻同时使用吸入型糖皮质激素，但令我气馁的是，一默妈妈说这种方案也用过了，依然无效。

经过问诊，排除了耳源性咳嗽和药物引起的咳嗽。我一时茫然，虽然看起来一默的咳嗽很不像是气管异物造成的，我还是对一默妈妈说"做个胸部CT三维重建吧，看看有没有异物吸入"，没想到一默妈妈很明白地说"三维重建做过了，没有气管异物"。

面对一默和一默的妈妈，我感觉到诊断思维的触角碰壁后卷曲折回，无法向前延伸了。

4岁的一默发育如此正常，实在不像有支气管肺发育不良或免疫系统的先天发育异常，实在没有做纤维支气管镜和免疫功能检查的必要。我又问了一默的饮食情况和睡眠质量，一默妈妈说一默饭量很好，从幼儿园回来还要吃家里的饭，没有恶心、呕吐、腹胀、腹痛等消化不良症状，睡眠还好，只是后半夜咳嗽一阵。我抱着试一试的态度，让一默停止目前所用的一切药物，按照0~6岁儿童慢性咳嗽中另一种常见病因"胃食管反流（也是以夜间咳嗽为特征）"，给一默开了H_2受体拮抗剂和促胃动力药，并且嘱咐一默妈妈："孩子睡前2小时不要给他吃东西，卧位时上半身抬高30°。"谢天谢地，一默妈妈说没有用过这个方案。

第一次对一默的接诊就这样结束了，我心里一点把握都没有。

一默并不处在胃食管反流病的高发年龄段，也没有反流的临床症状，抗反流治疗取效的希望着实渺茫。反复回想一默的咳嗽特点，我仍然认为可能性最大的还是咳嗽变异性哮喘。可为什么按咳嗽变异性哮喘治疗无效呢？我决定在一默复诊时，仔细问一问一默妈妈使用吸入型喷雾剂的具体执行情况。

一周后一默来复诊，咳嗽依旧。这是意料之中的。我想，可能是初诊时我与她就一默病情所进行的深度沟通，使她对我产生了足够的信任感，才会在治疗无效的情况下依然带一默前来复诊吧。

我开门见山，直接问她：支气管扩张剂和糖皮质激素气雾剂，你是怎么给孩子用的？

答：每次喷一下，早一次，晚一次。

问：是用储物罐辅助喷吸的吗？

答：没有，没用储物罐。

问：为什么不用储物罐？5 岁以下的孩子一般不会控制呼吸，不能有效吸入药物的。

答：我儿子能配合，他会配合的。

当孩子不能控制吸气时，要将储物罐连接在气雾剂上，当药物喷出时，就停留在罐内，以便孩子正常呼吸时，也能将罐内的药物吸入气道。我看着一默说："一默，你会不会深吸气？像我这样（做深吸气动作），先深吸一口气然后憋住，我数五个数你才能呼气，好不好？"一默很爽快地答应了，但是，重复练习几次，他都做不到我要求的那样。

这意味着一默吸入支气管扩张剂和糖皮质激素无效的原因，首先考虑是用药方法不当所致，而不能据此排除咳嗽变异性哮喘。我郑重建议一默妈妈，用储物罐辅助给药，对一默重新开始支气管扩张剂的诊断性治疗。

一默妈妈忧心忡忡地问："如果确定是咳嗽变异性哮喘，是不是就要长期用激素？"我说："是的。"

一默妈妈无奈地问："如果长期用激素，是不是会影响他长高啊？"

我忽然明白了一默妈妈的心事：她无视医嘱，故意不给儿子用储物罐，是在担心支气管扩张剂治疗有效。因为如果有效，就确定是咳嗽变异性哮喘了，就要长期给儿子用激素了，那会影响儿子长高的呀！她的潜意识里根本不希望吸入支气管扩张剂治疗有效，所以拒绝用储物罐。支气管扩张剂无效后，有医生建议用糖皮质激素时，她就更不愿意让儿子真正有效地吸入这种激素制剂了。

我告诉一默妈妈：这种经呼吸道吸入的气雾剂激素用量很小，吸入气道后进入血循环的激素量更少。这种经气道途径使用的激素，与通过静脉途径和消化道途径给药相比，几乎不会产生全身性副作用。多数临床研究发现长期吸入激素治疗并不会影响成年身高。国外有一项长期的跟踪研究发现，哮喘患儿持续数年吸入糖皮质激素后，其成年身高与对照组相比仅仅低了1.2厘米。然而，若不规范治疗，1/3以上的咳嗽变异性哮喘患儿会转变为典型哮喘。而典型哮喘将需要更长时间吸入糖皮质激素。若哮喘控制不理想，对孩子造成的健康问题，将不只是影响体格发育，还可能会影响心肺功能，甚至影响智力和精神发育。

一默妈妈终于接受了我的建议，让一默使用储物罐吸入支气管扩张剂治疗1周。

第二次复诊时，一默妈妈高兴地说，一默后半夜基本不咳嗽了。这是预料之中的。随后，一默接受了连续12周的吸入型糖皮质激素治疗。停药后1年复诊，一默除了感冒时咳嗽几天，已经没有夜咳和运动后咳嗽症状了。

在这个病例中，如果一默妈妈一开始就与医生充分沟通，统一认识，认真按照医嘱给孩子使用储物罐，就能顺利地明确诊断，而不必寻诊6所三甲医院，依次接受上气道咳嗽综合征、过敏性咳嗽、胃食管反流的诊断性治疗，也不必为排除气管异物而接受三维重建的胸部CT，更不必经历多次治疗失败的心理挫折了。

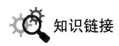 **知识链接**

医患交流的三种方式

医生对患者交代病情的方式可以分为三种类型：家长型，资讯型和解释型。

家长型：医生绝对权威，负责做决定。医生不需要向患者做任何解释，患者只能被动接受。这是最传统的医患交流方式。

资讯型：医生告知患者事实和数据，并给出几个选项，然后由患者自己做决定。

解释型：医生和患者充分交流后，确定了患者的治疗愿望，然后告诉患者哪一种方法是当前最合适的选择，并与患者的意见达成一致。这种医患关系被称为**医患共同决策模式**。

莱文森等人分析了医生和患者的对话录音发现，未发生过纠纷的医生通常使用指导性语言，而不是以命令的口气与患者沟通。资讯型医生比家长型医生受患者欢迎。但资讯型医生经常会犯一个错误，把他们的任务仅仅视作提供疾病信息：冷冰冰的事实和数据。而患者寻求的是信息背后的意义，而不是信息本身。最好的医患交流方式是解释型。医患共同决策是医患双方进行积极沟通和协商互动，体现了对医生自主权和患者自主权的充分尊重，对于维护医生的医疗权威、保障患者的知情同意、促进医患理解与合作具有积极作用。

疾病的诊断和治疗是一个过程。在这个过程中，等待和观察是一种重要的医学方法。比如，我国和欧美国家制定的慢性咳嗽诊疗流程中，都有"等待和观察2周"这个步骤。之所以需要"等待和观察"，是因为有些疾病在等待和观察过程中会自然痊愈，而有些疾病在等待和观察过程中会逐渐表现出典型的症状体征，从而为医生提供疾病线索和诊查方向。

然而，当医生给出"等待和观察"这个建议时，绝大部分家长会反问："那就不管吗？"或者是："那就什么都不做吗？"，医生为了避免"不作为"的误解，就会省略"等待和观察"这个步骤，直接进行各种筛查和诊断性治疗。这样做的后果，一是让本可以自然缓解的患者接受过度诊疗；二是干扰或掩盖病情，使诊疗过程更加复杂。

家长们应该正确认识"等待和观察"这种医学方法，不应盲目地将疾病的诊断和治疗寄希望于各种仪器检查手段和药物或手术治疗方法，似乎到大医院就诊不开几张化验单，不买几种药就一无所获。

只有获得家长们的理解和积极配合，医生才可能普遍使用"等待和观察"这种医学手段，而不是将各种检查和药物作为筛查工具广泛使用。本书的"不要诱导医生做自卫性诊疗""不要迫使医生给孩子输液""孩子发热，不要急于输液"等篇章，都叙述了"等待和观察"的重要性。

24 请控制自己的情绪

孩子患病时，家长普遍存在焦虑情绪。许多研究发现家长的焦虑情绪与孩子的病情严重程度和病程长短有关，但与自身年龄和受教育水平无关。

我当儿科住院医师的时候，夜里值班最怕走廊里响起急促的脚步声和家长的呼救声，那多半是来了热性惊厥的孩子。小儿热性惊厥通常突然发生，患儿会出现意识丧失，双眼凝视、斜视或双眼上翻，头后仰，面肌及四肢呈强直性或阵挛性抽搐，严重者呼吸暂停。家长目睹孩子惊厥发作，都会情绪紧张甚至焦虑不安。大约85%的高热患儿家长存在不同程度的焦虑情绪。其中，有热性惊厥史的患儿家长有更加明显的焦虑症状。

小美是一个反复发生热性惊厥的4岁女孩。自从1岁时第一次发生热性惊厥之后，每次发烧都会发生1~2次惊厥。那天凌晨，小美再次发热被父母送去儿科急诊。夜里的儿科急诊只有一位值班医生。小美父母抱着小美挂了号匆匆走进诊室的时候，没有见到医生，当时值班的于医生去了洗手间。正在等候的几分钟里小美突然惊厥发作，小美的母亲发出一声尖叫，两名护士立即赶到，一名护士把小美平放在诊床上，将小美的头偏向一侧，维持她的呼吸道通畅，并拉过氧气管放在小美的口鼻旁边，另一名护士迅速地在小美的手背上建立了静脉通道。当于医生闻声赶来时，首先遇到诊室外面满腔怒火的小美父亲。小美的父亲一边怒骂一边将瘦弱的于医生逼到墙根举拳威胁，幸好于医生反应敏捷："你打伤我谁救孩子？"

多数热性惊厥在数分钟内可自然缓解。于医生见到小美时，惊厥发作已经停止。小美父母的紧张情绪逐渐平复，后来也向于医生道了歉。

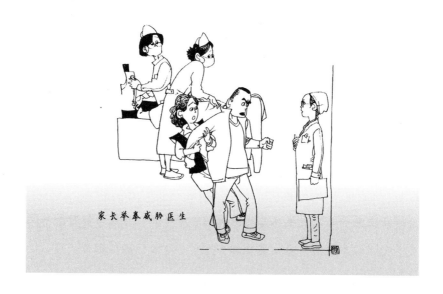

家长举拳威胁医生

当孩子病情危重或治疗不顺利时，大多数家长都焦虑不安，有部分家长甚至不能控制自己的情绪。研究表明，儿童重症监护室（PICU）患儿家长的焦虑发生率大于60%，焦虑自评量表（self-rating anxiety scale，SAS）评分显著高于中国常模。

有一次，急诊室送来一个昏迷的 6 岁男孩，发病很急，仅仅发热、咳嗽两天后就出现嗜睡 – 昏睡症状，120 长途转运送来时，他已经处于深昏迷状态。他的头颅和脊髓磁共振片子上赫然出现大片的异常信号影，我们初步判断为"急性播散性脑脊髓炎"。孩子躺在抢救床上，对疼痛刺激没有任何反应，呼吸动度深浅不一，呼吸节律忽快忽慢，这是病变波及延髓呼吸中枢的迹象，意味着这孩子随时可能呼吸骤停。脊髓颈胸段有大片脱髓鞘病变，意味着孩子有可能发生截瘫。

和孩子的父亲进行病危谈话时，像以往一样，我斟酌着词句，既要告知孩子疾病的风险程度，又要避免刺激家长使之情绪失控，这太难做到了。我拿着孩子的磁共振片子，指点有病变的地方让他看，我说："孩子脑和脊髓的病变比较广泛……"，这位 30 岁出头的年轻父亲不耐烦地打断我，急切地说："我不懂这个，这个我不懂，你就说能不能治好，能不能？！"我说："这种病很凶险，关键的治疗药物已经用上了，能不能治好取决于孩子对药物的反应。顺利的话，可能在数天内醒过来，如果幸运，可能不会留下严重的后遗症。但是……也有可能随时发生呼吸衰竭，救不过来……或者救过来了，但留下严重后遗症，比如截瘫。"说完这段话，我暗自运气，等着这位年轻父亲无法面对现实的情绪反应。他眼圈红着，大口喘气，低了一下头又抬起头，瘦长的脖子似乎无力支撑起他沉重的头颅。几秒钟静默后，他眼睛看向别处，小声问我："能治好吗？"他这样问，好像是没有听懂我刚才所说的话，虽然距离不到1米，他的声音却很遥远。我知道他不是没有听懂，而是不愿意相信。我深吸一口气，打算重复一遍刚才的解释，但刚开口就被他粗暴地打断。"我知道！我知道……我知道，别说了！求你别说了！"他绝望地喊着，双手抱头转过身去，拒绝在病危谈话单上签字。

昏迷的男孩在抢救室观察了6小时，生命体征平稳，然后转运到PICU病房。在PICU病房，主管医生接管患者后要再次进行病危谈话。年轻的爸爸被迫再次面对严酷的现实，他撕下病危通知单，脸红脖子粗地对主管医生怒吼："你不要跟我说这些！你们都这样说！就不能说点不一样的吗？不能说点别的吗？！"然后他拂袖而去。

后来，这个小男孩的治疗过程比较顺利。住进PICU第三天睁眼，第四天会叫爸爸，第五天能坐起来抱着手机玩，2周后能下地走，没有任何运动障碍。唯一的后遗症是语言障碍，男孩说话不流利，语速缓慢。复查头部核磁共振，发现除了颞叶（语言中枢所在地）的病变，丘脑、小脑、延髓和脊髓的病变大都修复了。我们为孩子制定了语言康复训练方案，但男孩的爸爸对这样的结果很满意，并不打算接受语言训练。出院前，他主动补签了病危通知单。

孩子生病时，大部分家长都有暂时的焦虑情绪，这些情绪总要有一个倾泻的出口，医护人员往往会成为家长不良情绪倾泻的对象。然而，对患者和家属而言，医护人员是提供帮助的一方，不应把他们作为不良情绪的"垃圾桶"。

25 不要让不良情绪影响孩子康复

常有家长问我："我发烧了，会不会感染孩子？我这些天咳嗽，怕不怕感染给孩子？我拉肚子，会不会传染孩子？"但是，从未有家长问过："我情绪不好，我很焦虑，会不会影响到孩子？"事实上，即使是幼儿，也能够敏感地察觉到父母的情绪变化，会被父母的情绪所影响。父母的情绪管理水平不同，孩子的社会性发展也不同。

【焦虑的祖孙】

拥挤燥热的诊室里，奶奶双手拎着小孙女的棉外套试图让她穿上，小孙女不配合，奶奶手忙脚乱。奶奶絮叨着哄劝小孙女，语速极快："快穿上，着凉了啊，娃乖，听奶奶话，快穿上啊……看看，又咳嗽了，穿上穿上，快……快……"小女孩坐在我面前的椅子上一刻不停地扭动躲避，发丝里浸出汗珠，发梢湿漉漉的贴在额头上，小脸红红的，急躁地挥着小手："不要不要，咳咳咳咳，不要不要，咳咳……"

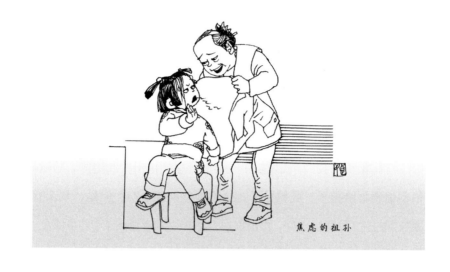
焦虑的祖孙

【焦虑的母女】

豌豆是个漂亮可爱的小姑娘，她从一出生就是我的小"粉丝"。一天上午，豌豆妈妈突然来电，说豌豆在120急救车上，马上就到。我正在备课，赶紧放下教案赶到急诊抢救室，正遇到120停车开门，抬下泪汪汪的豌豆。上课时她被老师叫起来回答问题，突然晕倒，数分钟后清醒。120医生与儿科急诊熟练对接，值班医生签字后迅速查体，再向陪同而来的老师和家长询问发病经过。急诊护士有条不紊地给豌豆连接监护仪，测体温，测血糖，抽血，扎留置针。5分钟内，与生命体征密切相关的数据——报上来了。除了心率稍快以外，一切正常。豌豆从看到我的一瞬间就开始不停地流泪，她躺在120担架上，被移至急诊室的小床上，全身一动不动，表情十分紧张。12岁的女孩心思有多敏感呢。她已经长高了，在小床上刚刚能伸直双腿。我说："豌豆你没事，你是太紧张了，好好休息，晚上我来看你啊。"她点头。

儿童晕厥中 80% 为自主神经介导性晕厥。20 岁以前 20% ~25% 的男性和 40% ~45% 的女性至少有过 1 次晕厥发作的经历，占急诊量的 1% ~5%。豌豆就属于这种情况。

在诊室外面，豌豆妈妈忍不住痛哭起来："我昨天骂她了，骂得很凶，是不是因为这个她才晕倒……"她哽咽着数落自己："我老是逼她学习要第一，弹琴要第一，跳舞也要第一……张教授，你说我是不是不该这么逼她？……张教授你说我该怎么办？你说她没事吧？不会是脑炎吧？会不会影响智力……娃还能上学吗？张教授你说豆豆能好吗……"

豌豆妈妈常在朋友圈发女儿的视频，活泼可爱的豌豆学习、跳舞、弹琴，样样优秀。妈妈平时有多自豪，那天就有多自责。看着泪流满面絮絮叨叨的豌豆妈，我用手势告诉她小声点，别让女儿听到。她赶忙擦干脸上的泪，深吸一口气，说："我听你的。"

夜门诊的时候，豌豆挽着妈妈的手臂走进我的诊室。小姑娘一脸阳光，面色粉嫩，笑颜如花，典型的健康少女的表情。豌豆妈妈问我能否撤掉鼻导管吸氧，我说当然可以，你看豌豆脸色、精神多好啊。妈妈说豆豆一定要等你来，她听你的。

几天后，豌豆做了头部核磁共振和动态脑电图，一切正常。后来也没有晕厥发作。

心理学家丹尼尔·格尔曼说过，家庭生活是我们学习情绪的第一学校。

情绪感染是人类社会互动的产物和基础，情绪感染现象广泛存在。研究者发现当周围有婴儿的哭声时，出生后18个小时、18~34个小时、43个小时以及14天的小婴儿都会在较短时间内开始哭泣，这说明出生后早期的新生儿就有了情绪感染现象。在针对15~20个月龄的幼儿行为研究中发现，如果看到母亲对蛇和蜘蛛表现出恐惧和厌恶的表情，他们则会对蛇和蜘蛛表现出更大的恐惧和规避行为。

家长是孩子生命早期最密切接触的人，由于情绪的趋从性（指个体不加辨别地效仿他人的言语、表情及动作等表达方式，进而形成一种类似的情绪体验），家长的积极情绪和消极情绪都会在孩子身上潜移默化，形成相应的表达。

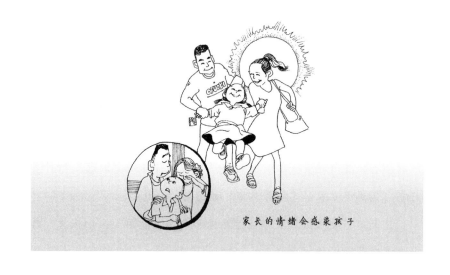

家长的情绪会感染孩子

国内外的研究均发现，父母的不良情绪表达是儿童行为问题发生的重要因素。一些研究还发现，在父母有情绪异常的家庭中长大的孩子出现情绪问题的风险更高，即使父母的情绪问题在亚临床症状范围内，也会对孩子产生不良的影响。焦虑的祖孙是这样，焦虑的母女也是这样。

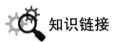 知识链接

家长的焦虑情绪增加孩子对多种疾病的易感性

儿科医生普遍有一个感觉：治疗不顺利的患儿，背后必有一位焦虑的家长。家长焦虑使孩子患某些疾病的概率增高，家长焦虑会加重孩子的病情，会抵消患儿的治疗效果，会使孩子病程延长或反复发作。

研究者在西安市两所全日制中学（一所普通初中和一所普通高中）抽取初一和高一共11个班级688名学生，进行集体问卷调查，发现父母情绪表达与青少年问题行为密切相关。父母的消极情绪与青少年行为问题发生率呈显著正相关，而父母的积极情绪与青少年行为问题发生率呈显著负相关。

大量研究发现，焦虑问题存在代际传递的特征：父母的焦虑特质会通过遗传及养育方式影响子女的焦虑水平。父母如果有焦虑障碍，子女被诊断为焦虑障碍的可能性会有所升高。父母的焦虑症状越明显，幼儿的焦虑、抑郁等情绪问题就越严重。相比父亲，**母亲焦虑对孩子的影响更大**。

家长们往往会忽视自身不良情绪对年龄较小的孩子的影响。事实上，家长的焦虑情绪不仅对学龄期和青春期的孩子有明显影响，而且对学龄前儿童也有明显的不良影响。2016年，有人调查了北

京地区 174 名学龄前（4~7 岁）儿童父母的焦虑水平和孩子的行为问题水平，结果发现：父母的焦虑能够正向预测学龄前儿童的情绪问题。父母焦虑与学龄前儿童行为抑制性呈显著正相关。行为抑制性指儿童面对新鲜刺激时的焦虑反应和回避倾向，行为抑制型的儿童在陌生环境中会出现强烈的负性情绪、过度的自我约束和回避行为。**这项研究表明父母越焦虑，学龄前儿童发生行为问题的可能性越大。**

注意力缺陷多动障碍（ADHD）是一种儿童心理行为发育异常性疾病。最近，上海交通大学医学院附属新华医院临床心理科对 ADHD 儿童的临床症状与其父母心理健康状况的相关性进行了研究，结果发现学龄前 ADHA 儿童的父母心理健康水平偏低，尤其存在明显的焦虑和抑郁症状，**父母的心理健康水平越低，ADHD 儿童的核心症状越严重。**

无锡市儿童医院的研究者探讨了父母焦虑抑郁状态对孤独症儿童康复干预成效的影响。该研究调查了 80 名孤独症儿童的父母在孩子接受治疗 3 个月期间的情绪状态，发现孤独症儿童阶段性干预成效显著，但是父母的焦虑状态持续存在。孤独症儿童给家长带来的负性心理损害反过来消极地影响儿童，并对儿童康复干预成效产生显著的不良影响，甚至抵消干预成果。

另一项研究探讨了家长心理干预对肾病综合征患儿治疗效果的影响。该研究将 60 例肾病综合征患儿分为两组，每组 30 人。两组患儿均接受规范的药物治疗，对照组给予常规护理，观察组在常规护理的基础上，对家长进行心理疏导。结果显示，观察组患儿家长的焦虑情绪评分明显低于对照组，观察组患儿肾病综合征的完全缓解率也显著优于对照组（21/30 vs 15/30）。该研究提示：**家长不良情绪对孩子病情的影响并不仅仅局限在心理行为或神经精神类疾病方面，对其他系统器官的疾病也有同样的不良影响。**

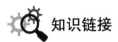 知识链接

家长的不良情绪影响孩子的免疫功能和脑功能

以往关于心理压力和健康状况相关性的研究多以成人为研究对象，而童年早期阶段正是研究心理压力和健康关系的关键时期。

儿科医生最常听到家长抱怨的事情是：孩子上幼儿园后生病的次数（主要是反复呼吸道感染）明显增多。医生对这种现象的一般解释是：幼儿园内人口密度大使幼儿之间的交叉感染风险增大；幼儿园内老师少，对孩子的照顾不如家长周到。然而，入园后孩子的心理应激与反复呼吸道感染之间的关系却被忽视了。

一项研究将 46 例反复呼吸道感染的儿童作为观察对象进行问卷调查和评定，并与 59 例正常儿童对照，探讨儿童焦虑和抑郁症状检出率与反复呼吸道感染的相关性。结果发现反复呼吸道感染的儿童其焦虑、抑郁等情绪障碍的发生率显著高于正常儿童，并与母亲的焦虑水平呈显著正相关。这项研究提示**焦虑的家长抚养的孩子更容易反复呼吸道感染。**

早期的研究已经发现不良情绪对免疫系统会产生直接影响。1997 年，上海第二医科大学附属新华医院曾研究了儿童情绪紧张对细胞免疫功能的影响。该研究对上海某重点小学 34 名二年级学生进行了跟踪观察，分别

于开学后2周（精神放松阶段）和期末考试前2天（情绪紧张阶段）采血检测T细胞亚群，结果发现在考试前2天（情绪紧张阶段），T细胞总数、辅助T细胞和抑制T细胞百分比均明显降低。该研究认为，在应激状态下，尽管儿童的生长发育指标正常，但其自然杀伤细胞的活力已明显降低，并将极大地影响机体的防御能力。因此，国外有学者认为**免疫指标比体格生长和智能发育更能反映机体的健康状态。**

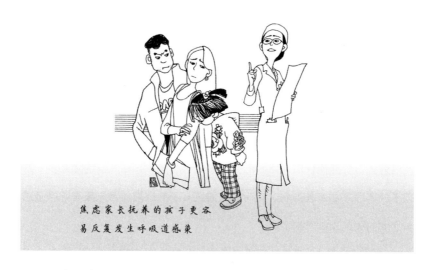

焦虑家长抚养的孩子更容易反复发生呼吸道感染

另有研究表明孩子的心理应激对免疫功能的影响在幼儿时期就初见端倪。北京师范大学一项纳入1 318例儿童及其父母的研究发现，父母焦虑的孩子皮质醇基础值上升，而皮质醇觉醒反应能力下降。提示父母的焦虑情绪可能影响了孩子的下丘脑 – 垂体 – 肾上腺轴功能。儿童皮质醇水平的变化与反复呼吸道感染有什么关系呢？首都师范大学教育学院心理学系的专家们分析了新入园的幼儿唾液中皮质醇水平变化与上呼吸道感染之间的关系。该研究采用酶联免疫吸附法分析唾液皮质醇水平，考察新入园的 59 名幼儿唾液皮质醇变化与两个月期间患上呼吸道感染的次数及持续时间的关系，同时分析了幼儿气质在其中的作用。该研究结果发现：幼儿唾液皮质醇水平的变化幅度与患上呼吸道感染的次数呈显著负相关，这说明应激事件引起皮质醇水平的暂时性升高对免疫系统产生了一定的刺激作用来抵抗上呼吸道感染。幼儿的自我控制能力与患上呼吸道感染次数和上呼吸道感染的平均持续时间呈显著负相关，这表明在面对新入园这一急性压力事件时，自我控制能力较好的幼儿患上呼吸道感染的次数较少，平均持续时间较短。

不良情绪会降低免疫功能，从而导致疾病易感，许多人都有过这样的体验。然而，不良情绪对儿童健康的影响远不止于免疫系统。2019 年情感障碍杂志（*Journal of Affective Disorders*）上发表了一篇令人惊讶的临床研究论文。加拿大蒙特利尔大学的研究人员用头颅核磁共振技术研究了 20 名焦虑儿童（焦虑组）和 21 名因父母焦虑而有焦虑风险的儿童（焦虑风险组）的脑结构，与 27 名健康儿童（正常组）对照，结果发现**焦虑组和焦虑风险组儿童的大脑均发生了结构上的变化**：扣带回和岛叶皮层的厚度比正常组薄，焦虑组儿童的杏仁核体积较小，焦虑风险组儿童的杏仁核与正常组无明显差异。该研究提示：扣带回和岛叶皮层变薄似乎是儿童发生焦虑的大脑信号，倘若杏仁核体积变小，可能意味着焦虑情绪已经发生。

父母焦虑竟然能引起儿童脑结构的变化，家长焦虑对孩子的不良影响已经超出了我们的想象。

当患者对医疗决策心存疑惑时，会在多家医院就诊，希望能相互印证，却常常无果。因为在多数情况下，医疗方案并不是唯一的。

医疗是一个复杂的过程。医生制定诊疗方案，是一个了解病情、跟进病情、预测病情、见证病情的连续过程。病情变化和治疗方案相互反馈，为医生提供决策依据。简单的病例，医疗方案可能自始至终基本不变。而复杂的病例，医疗方案需要随时矫正，就像在海上行驶的船，需要根据风浪调整航向。当病情突然变化时，医生就站在了岔路口，面临不同的选择，每一次选择都将影响病情的走向。医疗过程中，医生最需要患者的信任和配合。医患共同决策，医生才能全力以赴对付疾病。

【一个有惊有险的重症病例】

李小沐，女，3岁6个月，因高热3天，惊厥2次入院，入院时已是昏睡状态，根据当天的脑脊液检查确诊为"化脓性脑膜炎"，给予头孢曲松钠抗感染，以及降颅压和退热等对症处理。治疗3天后，孩子热退，精神明显好转。治疗1周后，脑脊液明显好转。治疗2周时，脑脊液白细胞数、蛋白含量和糖含量仍未恢复正常，于是换用头孢四代抗感染。换药次日，孩子再次发热，并伴全身皮疹和瘙痒。此时，考虑再次发热和皮疹的原因是"药物热"，引起药物热的可能是新换的头孢四代抗生素。

抉择1：是否停用抗生素？（若停用抗生素，疗程不足，未完全控制的颅内感染可能会加重；若继续使用抗生素，药物反应可能会更加严重。）

决策：停用头孢四代抗生素，换用碳青霉烯类抗生素继续抗感染，同时，加小剂量甲泼尼龙抑制药物反应，并口服吲哚美辛控制体温。

结果：持续高热，皮疹加重，日夜剧痒，伴全身水肿。此时，考虑碳青霉烯类抗生素与头孢四代抗生素有交叉过敏，加重了药物反应。

抉择2：是否停用抗生素？（药物热成为主要矛盾）

决策：停用抗生素，继续用小剂量甲泼尼龙。

结果：体温恢复正常，皮疹渐消，水肿减轻。此时，因颅内感染未完全控制，而抗生素已停用，单纯使用激素可能使颅内感染复燃。

抉择3：是否停用甲泼尼龙？

决策：停用甲泼尼龙。

结果：停用甲泼尼龙的次日，再次出现高热和皮疹。此时，高热原因有二：一是颅内感染加重，二是药物反应未控制。

抉择 4：是否继续使用抗生素？是否继续使用甲泼尼龙？

决策：全科讨论后，决定继续使用最初的抗感染方案，用头孢曲松钠抗感染。继续使用小剂量甲泼尼龙。

结果：患儿高热和皮疹的同时，出现大量血红蛋白尿，血红蛋白迅速下降至 2.9g/L，患儿极度苍白虚弱。此时，考虑抗生素引起了严重的药物性溶血，并导致极重度贫血。随时可能发生过敏性休克和心力衰竭。

抉择 5：是否停用抗生素？是否使用大剂量甲泼尼龙？是否输血？（因为颅内感染未控制，不敢停用抗生素和使用大剂量的甲泼尼龙，可是不如此无法控制严重的溶血反应。极重度贫血的情况下，需要紧急输血，否则会继发心力衰竭；但是输血又有可能加重溶血。）

决策：立即召集全院多学科会诊（血液科、输血科、药剂科等），决定停用抗生素和一切口服药物，使用大剂量甲泼尼龙冲击和洗涤红细胞同步输入，水化＋碱化防止溶血引起肾衰竭，同时严密监测输液速度防止心力衰竭。

结果：冲击治疗第二天，体温恢复正常，血红蛋白逐渐回升。但血糖显著升高，出现了尿糖和尿酮体。此时，药物性溶血得到控制，但大剂量的激素冲击治疗导致了药物性糖尿病。

抉择 6：甲泼尼龙是否减量？是否使用胰岛素？

决策：甲泼尼龙迅速减量使用，暂不用胰岛素，密切监测血糖和尿糖、尿酮体。

结果：体温正常，血红蛋白继续回升，皮疹消失。血糖逐渐降至正常。尿糖、尿酮体消失。此时，复查脑脊液完全恢复正常。炎性指标C-反应蛋白和血沉也完全恢复正常。但葡聚糖持续升高，达正常值高限的数十倍。长期使用抗生素和大剂量使用激素后葡聚糖显著增高，提示体内有真菌感染的可能。

抉择7：是否给予抗真菌药物治疗？有真菌感染高危因素和真菌感染的实验室证据，虽然没有真菌感染的临床症状，但预防性使用抗真菌药没有原则性错误；但患儿处于药物引起的免疫性溶血恢复期，任何药物都有可能再次诱发免疫性溶血，使甲泼尼龙冲击治疗功亏一篑。

决策：暂时不给予抗真菌药物，密切观察体温、口腔黏膜、大便性状及肺部体征。

结果：病情平稳。复查葡聚糖迅速下降。停止静脉用甲泼尼龙，给予泼尼松口服，逐渐减量，出院康复。

出院后半年内，我数次见到李小沐，她活泼可爱，每次都像个小大人一样打招呼："你好张教授！"除了反复出皮疹，她一切正常。我吩咐她妈妈不要自作主张给孩子用任何药物，无论西药还是中药，她用力点头。再后来遇到她们母女，小沐已经不再出皮疹了。

我对这个病例印象深刻，不仅因为这是一个有惊有险的复杂病例，也因为小沐妈妈是个出奇冷静的重症患儿的家长。小沐住院18 天，遭遇 7 次病情变化，每次向她交代病情，她都镇静地说"我懂，我相信你们，我同意……"。当小沐出现血红蛋白尿时，她一盆一盆端着小沐排出的酱油色尿，心疼得泪流不止，仍然说"我相信你们"，看着因极重度贫血而面色苍白的女儿，她补充道"我也相信我的孩子，她能挺过去"。

多次回想小沐的治疗过程，总有一个词出现在脑海里：风云莫测。

如果在第一次抉择时，我们停用抗生素，而不是换用另一种抗生素，那么小沐有两种可能的结局：一是靠自身的免疫力对抗残余的颅内感染而痊愈，不会发生药物热及以后的不良事件；二是残余的颅内感染复发，病情加重。如果在第三次抉择时不停用甲泼尼龙，在第四次抉择时不再次使用抗生素，可能的结局也有两种：一是药物热彻底控制，不会发生药物性溶血，颅内感染自愈；二是药物热控制，不会发生药物性溶血，但颅内感染复燃。第五次抉择似乎是无可挑剔的，但若只用一半甲泼尼龙的冲击量，也许不会诱发糖尿病，但也许不能有效控制住药物性溶血。如果第六次抉择使用了胰岛素，有可能因血糖大幅度波动造成低血糖脑损伤。如果第七次抉择使用了抗真菌药，有可能加重药物性溶血，或者造成肝功能损害。

儿童细菌性脑膜炎的致残率为 50%，停药指征尚无专家共识。在上述治疗过程中，小沐不幸中的幸运（也是医生的幸运）在于抗感染疗程不足，被迫停用抗生素的情况下，她的颅内残余感染自愈了。否则她的颅内感染和严重药物不良反应就会形成一个恶性循环，使医疗过程举步维艰，后果难料。

回想十多年前治疗过的这个病例，我清醒地意识到：当时的每次抉择都是医生和家长一起与疾病的对决，小沐的妈妈没有对这场对决有任何负面干扰。有时候我假想：如果小沐妈妈不是那样充分地表达对我们的信任，结果会怎么样呢？我们会耽于她的情绪，过多考虑后果而犹豫不决吗？她会在某一次抉择时失望离去吗？假如她在孩子病情变化莫测之时换一家医院，会是怎样的结局呢？

我很欣慰这是一个医患共同决策成功救治的病例，更欣慰李小沐正在健康成长，尤其感谢李小沐的妈妈在危急时刻对我们的充分信任。

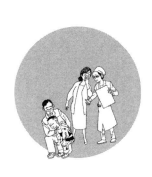

下篇

常见病的家庭管理

孩子的病大多变化迅速，在疾病的早期和急性期，医生不可能轻易地告诉家长"不要紧，没危险"。对于就诊当时病情稳定，不需要住院的患者而言，回家观察是个必要的过程。在家观察期间，家长就承担着管理患儿的责任，医疗风险总是由医患双方共同承担的。医生必须尽到的责任是告诉家长注意观察哪些症状和体征，什么情况下要及时复诊。如果家长对于居家观察有强烈的不安全感，医生宁愿将患儿收住院诊治，也不会轻易说出"不要紧，没危险"之类的话。

若是家长对儿童常见病的家庭管理有初步的认识，就会减少焦虑，避免许多不必要的住院或留观。

家长期望给予患儿的关照，主要是源于感情上对孩子的疼惜。而家庭管理对患儿康复的重要性，远远超出了家长的想象力。目前，我国对家庭管理的研究集中在几种儿童慢性病，如白血病、肾病、脑瘫、孤独症、热性惊厥、癫痫等。但是，对所有患病的孩子而言，包括急性病和慢性病，良好的家庭管理都是非常必要和重要的。家庭管理的关键是家长对疾病和健康知识的基本了解，以及对孩子病情变化的密切观察。

27 孩子发热，不要急于输液

　　孩子一发热，家长就方寸大乱。家长带孩子在一次发热病程中频繁就诊的现象普遍存在。家长们大多以为输液能更快地退热。然而，疾病的发生、发展是有规律的，疾病的明确诊断需要等待和观察，而输液并不是退热的最佳选择。

　　发热原因不明时，**不建议给予静脉输液**。虽然持续高热可能造成脱水，但静脉输入的液体有可能带入新的致热原而使发热不退，甚至加重发热，干扰病程，使诊断过程更加复杂。对于因持续高热而留观的孩子经静脉途径补充液体，最大的益处来自医护人员对孩子病况的密切观察，从而能及时发现和处理危重情况（如热性惊厥），而不是输液本身。当然，留观输液也可以缓解家长的紧张情绪。

　　有一年元旦，王婕一早就在急诊室打电话给我，她很抱歉假日打扰我，但也很无奈。因为她5岁的儿子已经持续高热5天，看过三次急诊，输液三天，依然高热不退。仔细问过孩子的病情，我初步判断是上呼吸道病毒感染。因为孩子除了发热和咽痛，没有头痛、呕吐、烦躁、乏力，也没有剧烈咳嗽，没有腹痛，没有明显的化验结果异常。我告诉她："不要输液了，4~6小时用一次退热药，再忍两天。"

一般而言，呼吸道病毒感染引起的高热会持续 1 周左右。王婕的儿子若两天后仍不退热，就要考虑复杂一些的病因，再继续检查。两天后在餐厅碰上王婕，她笑容满面地告诉我，儿子当晚高烧就退了。

同样的情况发生在李黎身上，也是高热 5 天，服药无效。李黎爸爸焦虑不安，说不行就输液吧，输液能好得快一点。田医生就在病历上写下"家长要求输液"，并开了皮试单。皮试阴性，田医生开了抗生素处方和注射证交给李黎爸爸。李黎爸爸却没有马上带孩子去输液，而是有些犹豫地问："输液能退烧吗？"田医生答："输液不一定能退烧。"李黎爸爸又问："那到底是输好还是不输好呢？"田医生说："你看呢？不想输就再吃两天药。"李黎爸爸大怒："你是医生我是医生？我要知道怎么办，还来找你？！会看病吗？！"

我在隔壁坐诊，听到李黎爸爸的声音越来越高，马上过去将李黎爸爸拉出来，对李黎高热 5 天的病情详加解释。后来，李黎输了两天液就不烧了。其实，李黎爸爸若"再忍两天"，孩子可能也就不烧了，此类"输液"很大程度上于家长而言是一种安慰，于医生而言是一种"自卫"。

家长对孩子发热的忍耐限度一般是 3~5 天。如果孩子必须依靠数小时一次的退热药才能维持体温正常，或仅能维持体温在安全范围，如此数天，家长就开始焦虑，甚至濒临崩溃。于是，家长开始怀疑诊断，开始寻求更多医疗干预。然而，面对"高热第 5 天"的情形时，医生常不能给家长以确定无疑的诊断，也不能给予患儿确定利大于弊的更多干预。因为大部分发热性疾病的临床特征需要经过一段时间才能表现出来，在这之前医生无法准确判断发热的原因。

比如幼儿急疹，一种发生于幼儿期的出疹性疾病，由病毒感染引起。早期仅表现为发热，无明显的伴随症状，其特征性表现是"热退疹出"：患儿一般持续发热3~5天，热退时皮肤出现红疹，出疹后不再发热。医生在看到"热退疹出"这一特点之前，只能等待和观察，不能做出"幼儿急疹"的确定诊断。比如腺病毒肺炎，早期表现为持续高热伴咳嗽，但肺炎的典型体征——肺部啰音，可能在高热5~7天后才出现。虽然胸部X线改变早于肺部啰音，但医生不可能对所有发热、咳嗽的孩子给予早期胸部X线检查。再比如川崎病，发病第一周表现为持续高热，炎性指标显著升高（酷似脓毒症），但抗生素治疗无效。若患者未出现川崎病的特征性表现（急性期掌跖红斑、手足硬肿，恢复期指趾端膜样脱皮，多形性皮疹，眼结合膜非化脓性充血，草莓舌，口唇皲裂，颈部淋巴结肿大），医生就无法明确诊断，就不能不考虑细菌感染或耐药菌感染的可能。对于怀疑川崎病的患儿，对其心脏损害的观察至少要持续4周，因为川崎病的冠状动脉损害大多发生于病程的2~4周。

孩子发热第五天，若无明显的伴随症状，无阳性体征，无辅助检查结果异常。医生能做的就只是**等待和观察**。大部分情况下，孩子发热是呼吸道病毒感染引起，属于自限性疾病，若不去过度干预，通常1周左右自愈。但若使用多种药物狂轰滥炸，可能会拖延病程，干扰诊断。有这样一种情况：患者一次感冒过程中累计使用 7~8 种药物，发热持续 2 周以上不退，住院检查却未发现任何异常指标，停药观察 3~5 天后，体温恢复正常，最后诊断为药物热。

发热第五天，医生在等待患者特征性的临床表现，在观察体温变化的趋势，在监测疾病的动态过程。在未获取更多临床证据之前，医生不能肯定病情的走向，发热很可能在 1~2 天后退去，也可能持续更长时间，甚至成为慢性发热（持续发热 2 周以上被称为慢性发热）。发热时间越长，病因就越复杂。临床研究发现，在长期发热的患者中大约有 10% 最终无法明确病因。医生只能基于经验判断发热的原因，有选择地做辅助检查和使用药物。

一般来说，医生不应对发热1周以内的患者做太多治疗，除非有明确的临床依据。

孩子发热第五天，你有耐心等待吗？

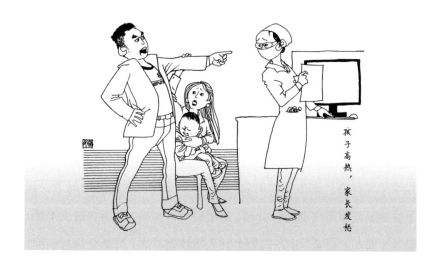

孩子高热，家长发怒

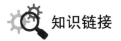 **知识链接**

发热是人体对抗疾病的一种初级反应

家长们或多或少都曾经历过孩子发热时的恐惧心情。在幼儿园或小学校门口，有的家长接到孩子的第一个动作，就是用手触摸孩子的额头，或是蹲下来与孩子额与额相贴，以确认孩子是否发热。大多数家长对孩子发热有过度焦虑现象。当孩子高热时，有的家长一天之内多次往返医院，迫切要求医生给孩子注射退热针，甚至不合理应用激素类药物退热，这种现象被称为"发热恐惧症"。

发热是儿科最常见的症状，高热则是儿科最常见的急症。**家长们对发热多一些了解，在孩子发热时就会少一些慌乱。**

人体的正常体温 人体的正常体温在一昼夜中波动的幅度不超过1℃。在清晨2~4时最低，午后4~6时最高。正常小儿肛温（代表核心温度）为36.9℃~37.5℃，腋下温度为36.0℃~37.0℃，舌下温度较肛温低0.3℃~0.5℃。

发热的定义 发热是指体温升高超出1天中正常体温波动的上限。以某个固定体温值定义发热是过于绝对的，但大多数医学研究将肛温≥38℃或腋温≥37.5℃定义为发热。按发热程度分为低热（腋温37.5℃~38.5℃），高热（腋温38.5℃~40.0℃）和超高热（腋温>40.0℃）。按病程的长短分为急性发热（发热病程在2周以内）和慢性发热（发热2周以上）。

有研究发现，50%以上的家长对发热的概念没有正确的认识，以为体温超过37℃就是发热，就会对孩子造成伤害。不同个体的正常体温略有差异，吃奶、吃饭、运动、哭闹、衣被过厚、室温过高均可使小儿体温有轻度的暂时升高。所以，**短暂的体温轻度增高并不一定有病理意义。**

体温调节系统 哺乳类动物（包括人类）和鸟类都具有体温调节系统，能在不同环境下保持体温恒定。这个调节系统的末梢（即温觉感受器）分布在皮肤和某些黏膜，当它们感受到内外环境温度变化时，就将温度信息传送到位于下丘脑的体温调节中枢，经中枢整合后，引起骨骼肌、内分泌腺、皮肤血管等处的活动变化，从而使机体产热和散热达到平衡，将体温维持在一个狭小的范围内。在不同的环境温度下，人体皮肤表面的温度有8℃~10℃的波动，但是下丘脑区域的温度波动范围只有0.5℃，此区波动幅度超过这个值，人体的体温调节系统就会被触发。

小儿体温调节中枢功能不成熟，体温容易随环境温度的变化而变化。人体在中性温度（成人为25.0℃~30.0℃，新生儿出生时为33.0℃~35.0℃）下感觉比较舒适（所以也称适中温度），耗氧量最少，新陈代谢率最低，蒸发散热亦少。当环境温度高于或低于中性温度时，机体在一定范围内可通过增加产热或减少散热，保持正常体温。如果环境温度高于调节极限，则引起发热。

发热对人体的好处 发热会导致种种不适，严重时还会引起器官功能障碍。但是，发热也是机体对抗疾病的一种保护性反应。当病原体入侵时，人体通过发热刺激单核巨噬细胞系统的吞噬作用，增强白细胞内酶的活力以及肝脏的解毒作用，以抵抗病原体的侵袭。

变温动物可以让我们清楚地看到发热对机体的保护作用。 变温动物与恒温动物的最大区别是没有一个相对恒定的体温，它们的体温随环境温度变化而变化，因此不存在"发热"现象。蓝鳃鱼和美洲牛蛙的蝌蚪等变温动物在感染细菌后，都表现出对较暖温度的偏好，会主动选择平时回避的高温环境，造成"行为性发热"，行为性发热会增加他们感染后的存活率。斯特林大学的 Simon MacKenzie 团队研究了斑马鱼的行为性发热，发现斑马鱼的行为性发热与其免疫反应高度协调。一旦斑马鱼监测到感染，它的免疫系统就向大脑发出一个信号，告诉斑马鱼去寻找较高温度的环境。可见，**发热是机体对抗疾病的一个初级反应，适当的发热状态有利于机体免疫系统发挥功能。**

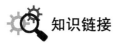 **知识链接**

关于孩子发热的两个常识

第一，孩子发热最常见的原因是病毒感染引起的上呼吸道炎症，发热症状通常会持续 3~7 天，而退热药的效果只能持续 4~6 小时，所以，反复使用退热药是必要的。通常 1 周以内的发热，病因是单纯的，对于孩子体温退而复升的现象，家长不必恐慌。若是孩子持续发热 5~7 天以上，就有必要复诊，让医生重新评估病情。

第二，发热的程度不代表病情的严重程度。高热不代表病重，低热不代表病轻。因发热带来的与**病情轻重密切相关的事件是孩子的精神状态**。发热时，孩子身体不适会"不乖""不玩"甚至"不吃"，但是服用退热药退热后，精神就恢复正常。这种情况不需要频繁复诊，遵医嘱用药即可。若是热退后孩子依然精神不好，一般说明病情较重或病情复杂，需要及时复诊。

28 请详细记录孩子的体温

人体正常体温在一天内的波动范围不超过1℃，发热的孩子一天之内体温波动范围会增大。准确记录孩子的体温可以反映孩子发热的规律，这是医生诊断疾病的重要参考依据。有的孩子在1个月内反复发热，若是家长仔细记录了这1个月内孩子发热的次数，每次发热持续的天数和间歇期的天数，医生就能清楚地判断这是一次发热病程还是两次以上不同的发热病程。"持续发热1月"和"间断发热1月"是截然不同的疾病线索，**医生的诊断倾向于哪条思路，很大程度上取决于家长提供的详细的体温信息。**

详细的体温记录还能引导医生发现体温与伴随事件的关系，下面是一个典型案例。

5岁女孩杏儿被诊断为肺炎，住院治疗2周后，体温正常，肺部啰音大部分消失，咳嗽症状减轻。出院后在附近诊所继续输液治疗时，再次出现发热。杏儿的妈妈很细心地记录着她每天的体温变化，连续15天，都是午后发热。午后发热（发热在午后定时出现，像潮汐一样，所以也称为潮热）是结核病的特征，所以当地医院为杏儿做了结核菌素试验和T-SPOT，结果都是阴性。虽然未查到结核感染的证据，当地医生仍给予杏儿抗结核治疗。然而，抗结核治疗1周后，杏儿的午后发热没有任何好转。

杏儿妈妈带着杏儿坐了半天的火车，在宾馆住了一晚，次日下午来到我的诊室。我认真地看了杏儿妈妈提供的体温记录单，确实是每天下午1~3点体温升高（腋温38.2℃~39.1℃），但是就诊前一天（旅途中）和就诊当天（在宾馆）的最高体温却明显降低（37.5℃~38℃），而这两天没有输液。我问杏儿妈妈在当地诊所输液的时间，答"每天上午"，再问"输些什么药"，答"一种抗生素，一种中药注射剂"。又问"有没有感觉到孩子每天输完液就发热？"答"是这样的，每天都是快输完的时候体温就开始升高，就像中了邪一样"。杏儿的炎性指标都是阴性的，精神状态也正常。所以我判断是"药物热"，建议停用所有药物（包括口服的抗结核药），继续观察体温变化。

3天后复诊，杏儿妈妈如释重负，杏儿的体温终于正常了。

有时候，家长对于孩子症状的判断有很强的主观性。有的家长为了引起医生的重视而强调孩子的症状，将间断发热说成是持续发热，将低热说成高热，这样就会误导医生，结果导致过度检查和过度治疗。而有些时候，孩子并没有发热，只是家长认为孩子在发热。

一位10岁男孩就诊时的主诉为"发烧1月余"，想做全面检查。我问妈妈："孩子每天都发烧吗？"答："不是。有时烧有时不烧。"再问："烧的天数多还是不烧的天数多。"答："不烧的天数多。"问："这1个多月烧了几次？每次体温有多高？"答："很多次。最高37.8℃（腋温）。"问："37.8℃时有没有不舒服？"答："没有任何感觉。"问："没有不舒服，为啥频繁量体温？"答："开始是感冒头疼，怕他发烧，就一天量几次体温，才发现他经常发烧。到医院抽了好多次血检查结果都正常，就不知是什么原因，吃了几种中成药也无效。"我建议家长停服所有的药，每天记录4次体温，连续记录一周，再来复诊。

一周后，家长记录的体温单很清楚地显示男孩每天的体温波动不超过1℃，只有1次腋温超过37.5，达到37.6℃（晚饭后）。因为是餐后体温短暂升高，孩子无任何不适，所以无病理意义。我告诉家长：孩子并无发热，不需要全面检查。

由此可见，孩子发热时，或者家长认为孩子发热时，为孩子记录体温是一个简单易行，且对疾病诊断有重要意义的方法。

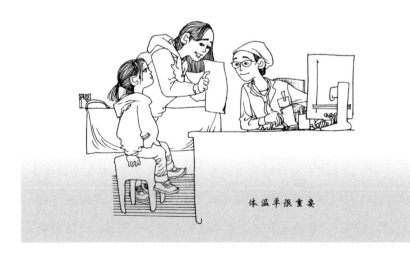

体温单很重要

29 请准确测量孩子的体温

孩子发热时，一般每 4 小时测量一次体温，有热性惊厥史和超高热的患儿应 1~2 小时测量一次。每次测量体温后都应该记录下来，并注明有无吃退热药。就诊时，家长若能出示详细准确的体温记录，医生将能更准确更高效地了解孩子的发热程度、热型特点和发热的规律。

但是，有不少家长不知道正确的体温测量方法。程莺燕等对 154 位家长进行调查后指出，42.9% 的家长不知道准确测量儿童体温的方式，23.2% 的家长不能正确读取体温表，而 12.3% 的家长仅凭手感判断儿童的发热程度。

最能准确反映人体温度的是肛温（核心温度）。正常情况下，人体腋窝温度低于核心温度 0.2℃ ~0.3℃，发热时，这一差别增大至 0.5℃ ~0.6℃。对于小儿而言，测量腋温较测量肛温方便而且安全，所以**大多采用腋温测量法**。

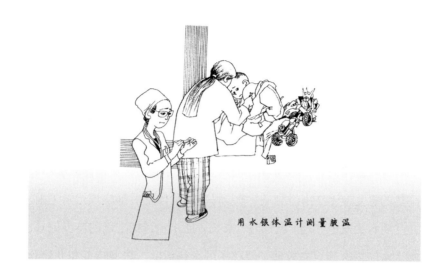

用水银体温计测量腋温

水银体温计是传统的体温测量工具，将水银端朝上，**垂直置于腋窝（垂直位）夹住**，保持 5~10 分钟取出。水银体温计垂直位测得的腋温，较水平位放置测得的腋温准确率高，因为水平放置时，水银端的位置容易移动。当在腋窝放置体温计不方便固定时，也可以将体温计的水银端放置在孩子的颈部或腹股沟部测量。有人比较了颈部、腹股沟和腋窝这三个不同部位的测量结果，发现并无显著性差异。由于颈部暴露充分，幼儿穿开裆裤，测量颈部与腹股沟处体温时，体温计放取方便，易于固定和观察，所以可以代替腋窝测温。

水银体温计测量体温结果恒定可靠，但耗时长，水银计破碎时容易造成儿童汞暴露。研究表明，儿童汞暴露主要来自破碎的水银体温计。所以，电子体温计是替代水银体温计测量体温的理想工具。研究表明，新生儿和儿童测量腋温时，电子体温计与水银体温计测量的温度差异很小。因此，国内外均推荐儿童使用**电子体温计**。

小儿年龄大于 4 周时，还可选用**红外线温度计**（耳内、接触或不接触皮肤）。红外线温度计可以预测 83% 的水银体温计测定的发热，是 1~4 岁小儿发热的快速（2 秒内）有效的筛查工具。虽然红外线体温计测得的耳温与水银体温计或电子体温计测得的肛温的平均差值不大（0.2℃），但差值范围达 1.8℃，应多次测量取平均值，提高准确性。

30 请让孩子饮食清淡，衣衫宽松

孩子发热时，消化液分泌减少，消化功能减弱。所以，发热的孩子大多伴有食欲下降，应以清淡易消化的流食或半流食为主，少食多餐，不要强迫孩子进食高脂肪、高蛋白食物。

所有退热药都会引起出汗（这是增加人体散热的途径之一），所以在使用退热药期间应鼓励孩子多饮水。多饮水，既能促进发汗，达到退热的目的，也能及时补充水分，防止大量出汗导致脱水。

皮肤是最主要的散热器官，占总散热量的70%，要给孩子穿宽松的衣服，及时更换汗湿的衣服，避免捂汗。室内应保持适中温度（25.0℃~30.0℃），使空气流通，环境安静。新生儿由于体温调节中枢发育不成熟，体温易受环境温度的影响。室温高或包裹太紧或太厚，可引起新生儿高热（被称为脱水热，易发生于生后1周内）。若是脱水热，则只需松开包被，促进散热，体温即可恢复正常。另外，孩子发热时，常常会手脚冰凉，这是因为周围血管收缩，末梢循环不良，此时，搓暖手脚有利于散热，不应该用凉水去擦手心脚心。

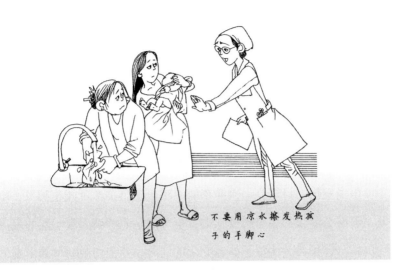

不要用凉水擦发热孩子的手脚心

31 要密切观察孩子发热时的伴随症状

发热是一个症状，多种疾病的发生发展过程中都会出现发热。

孩子发热，可能是一次简单的上呼吸道感染，可能是肺炎、脑炎、阑尾炎、脓毒症等严重感染，也可能是非感染因素引起的发热性疾病。家长在关注孩子体温变化的同时，要密切观察可能出现的伴随症状，如有无皮疹，有无头颈部淋巴结肿大，有无结膜充血、手指肿胀，外耳道有无脓性分泌物流出，有无剧烈咳嗽、气喘，有无烦躁不安、频繁呕吐，有无阵发性哭闹，有无饭量显著减少或精神萎靡等。

孩子若无新的症状出现，不必因为发热而频繁复诊，或在多家医院重复就诊。频繁复诊和重复就诊的最大弊端是增加了交叉感染的机会，并因此延长病程，甚至加重病情。但是，若有明显的伴随症状，尤其是孩子精神状态不佳时，要及时就诊或复诊。

小艾2岁，高烧1天。在就近的诊所看过后，诊断为"急性上呼吸道感染"，买了退热药就回家了。第二天下午，小艾呕吐了几次，家人以为是吃了不洁食物，并未复诊，继续给小艾口服退热药控制体温。第三天，小艾没有呕吐，但也几乎没有吃东西，家人以为她发烧没胃口，仍然未复诊，只是频繁喂水，每6~8小时喂一次退热药。第四天，小艾不吃不喝，只是睡觉，不叫不醒。叫醒几分钟后又进入睡眠状态。直到第四天下午家人发现小艾脸色不好，才赶紧带小艾到医院就诊。小艾到达医院时已经表现出危及生命的体征：低血压，低氧饱和度，毛细血管再充盈时间（CRT）大于2秒，医生的初步诊断是"脓毒症"，后来的炎性指标和血培养结果证实小艾是大肠埃希菌感染导致的脓毒症。所幸的是经过严密监护和积极治疗，小艾完全康复了。

如果在第二天小艾呕吐数次，或在第三天小艾饭量显著减少时及时复诊，就不会发展到第四天的嗜睡和十分危险的休克状态。若是第四天仍未能及时就诊，小艾有可能发生不可逆的休克，那时就回天无力了。

32 请合理使用退热药物

发热是机体的一种保护性反应，在一定程度上对机体是有利的。不同的热型也能为医生提供疾病诊断的线索。所以，滥用退热药不仅无益，而且会影响疾病的诊断过程。

什么时候应该使用退热药?

一般认为，肛温大于 39℃（口温 38.5℃，腋温 38.2℃）时应使用退热药；若肛温未达 39℃，但有全身不适者，也应使用退热药。对于有热性惊厥史的孩子，当肛温大于 38℃时，就应使用退热药，同时给予口服镇静剂预防惊厥。

适用于儿童的退热药只有两种

世界卫生组织推荐儿童使用的退热药只有两种：**对乙酰氨基酚和布洛芬**。对乙酰氨基酚因其起效较快，作用强且安全而被世界各国广泛推荐和使用。目前该药是 2 个月以上婴儿和儿童高热的首选用药，剂量为每次 15mg/kg。对乙酰氨基酚有明显的剂量依赖性，即剂量越大，退热效果越好。6 月龄以上的儿童推荐使用对乙酰氨基酚或布洛芬，布洛芬的剂量为每次 10mg/kg。布洛芬退热效果略强于对乙酰氨基酚。

小儿退热栓（每粒含对乙酰氨基酚 0.15g）和小儿布洛芬栓（每

粒含布洛芬 50mg）均可用于婴幼儿发热，直肠给药效果与口服接近，但剂量掌握不如口服退热药精确。所以，对可以配合服药的孩子，首选口服退热剂。

退热药是对症治疗，药效只能持续数小时，药理作用消失后，体温将再度上升，需要重复使用。2 次退热药的最短时间间隔：对乙酰氨基酚为 4~6 小时，布洛芬为 6~8 小时。

对乙酰氨基酚和布洛芬的安全性相似

对乙酰氨基酚和布洛芬的安全性相似。常规剂量下，对乙酰氨基酚的不良反应很少，偶尔可引起恶心、呕吐、出汗、腹痛、皮肤苍白等，少数病例可发生过敏性皮炎、粒细胞缺乏、血小板减少、高铁血红蛋白血症、贫血、肝肾功能损害等，很少引起胃肠道出血，但长期大量使用会导致肝肾功能异常，也可增加婴儿哮喘的发病率。布洛芬有轻度的胃肠道不适，偶有皮疹和耳鸣、头痛、凝血功能异常及转氨酶升高等，也有引起胃肠道出血和加重溃疡的报道，在脱水、血容量低和心排血量低的状态下偶见可逆性的肾功能损伤，过量服用可能有中枢神经系统抑制、癫痫发作等副反应。

不要交替或联合使用两种退热药

有的家长习惯给孩子交替使用两种退热药，以为交替使用退热药效果好。但大量的临床对照研究结果显示，对乙酰氨基酚和布洛芬联合使用或交替使用的退热效果略好于单药退热，但并不能改善孩子的舒适度且会增加不良反应的发生率。所以，不推荐两药联合或交替使用。

口服退热药比肌内注射退热药安全

口服退热药吸收迅速而完全，是最方便、最安全的给药途径。肌内注射会使局部产生红肿、疼痛，有时甚至会引起肌内注射性损伤，注射部位感染，以及臀部肌肉萎缩或麻痹等并发症，因此不主张为儿童肌内注射退热针剂。当高热的孩子拒绝口服退热药，且有热性惊厥史时，可以用复方氨基比林（又名安痛定）注射剂（含氨基比林、安替比林和巴比妥）紧急退热。安痛定是强效退热剂，不良反应有过敏性休克、紫癜、荨麻疹等。在短期内反复多次应用易发生急性粒细胞缺乏症，还可能诱发急性溶血。若注射剂量过大，会使患儿出汗过多，导致低体温。因此，婴幼儿禁用、年长儿慎用肌内注射退热药。

不应该使用糖皮质激素退热

2016 年发表的《中国 0 至 5 岁儿童病因不明急性发热诊断和处理若干问题循证指南（标准版）》中明确规定：**糖皮质激素不能作为退热剂用于儿童退热**。然而，我国不少基层医院仍存在用激素退热的现象。有研究显示，某地村卫生室使用地塞米松退热的比例超过五分之一，而乡镇卫生院使用地塞米松退热的比例高达三分之一。用激素退热最大的弊病是掩盖病情，干扰诊断。

退热药偶尔会导致暂时性低体温

解热镇痛药的解热作用主要是增加散热过程，并不抑制产热过程，所以治疗量的退热药能使体温降至正常水平，不会使体温降至正常以下。某些时候，反复使用退热药或联合使用多种退热药后，孩子会出现暂时性低体温（腋温低于 36℃），只要注意适当保暖，数小时后即可恢复正常。

物理降温增加孩子的不适感

长期以来，物理降温是儿科医生推荐给家长的一种行之有效的退热方法。包括温水擦浴和酒精擦浴。虽然物理降温短时间内可控制患儿的体温，但会明显增加患儿的不适感。因此，近年来已不**推荐使用温水擦浴退热，更不推荐冰水或酒精擦浴方法退热**。

最后，应该强调的是：退热的主要目的是减轻因发热带来的不适感，而不是使体温迅速降至正常。

33 请不要给孩子随意服用感冒药

感冒是小儿发热最常见的原因。孩子发热时，家长常自作主张选用感冒药，而不去了解感冒药的成分。

感冒药是复方制剂，主要成分相近，大多含有解热镇痛活性成分，如复方锌布颗粒、小儿氨酚黄那敏颗粒和复方氨酚美沙糖浆等。

复方锌布颗粒，每袋含葡萄糖酸锌 100mg，布洛芬 150mg，马来酸氯苯那敏 2mg。

小儿氨酚黄那敏颗粒，每袋含对乙酰氨基酚 125mg，马来酸氯苯那敏 0.5mg，人工牛黄 5mg。

复方氨酚美沙糖浆，每毫升含对乙酰氨基酚 15mg，氢溴酸右美沙芬 0.75mg，盐酸甲基麻黄碱 0.45mg，愈创甘油醚 4mg，马来酸氯苯那敏 0.12mg。

上述复方制剂按药物说明书推荐的剂量使用时，**退热成分布洛芬和对乙酰氨基酚的用量均大大小于治疗量**。所以，对于高热的孩子，这些感冒药的退热效果并不好。若加大量使用，则不能控制其他成分的用量，如马来酸氯苯那敏（即扑尔敏，是一种抗组胺药，用来治疗打喷嚏、鼻塞、流涕等呼吸道卡他症状，目前对于婴幼儿更安全的抗组胺药是盐酸西替利嗪），若与单一成分的退热药合用，则有可能过量。

更常见的另一种情况是，孩子并不发热，只是流涕和咳嗽，家长就选用这些有解热镇痛成分的感冒药，确实不妥。

除了西药复合成分的感冒药，还有多种治疗感冒的中成药，如小儿豉翘清热颗粒、蒲地蓝口服液、双黄连口服液、小儿清肺口服液、珠珀猴枣散、小儿消积止咳口服液等，这些制剂可以不同程度地缓解感冒时的不适症状，但不建议多种中成药联合使用。

孩子在一次感冒病程中服用3~4种复方制剂，是很常见的临床现象。有人对某医院门诊480名发热儿童的家长进行用药安全知识调查，发现85%以上的家长会根据广告自行购买感冒药给孩子服用。

家长们应该知道感冒是一种自限性疾病，用药过度不但不能缩短病程，还会增加药物的毒副作用。

厌 食

34 不要强迫孩子吃饭

厌食是指孩子长期存在食欲低下，进食速度慢，不主动进食，进食量少，强迫进食则会呕吐。

楼下有一对年轻夫妻，都是大学教师。新得贵子，喜形于色。小两口经常一起喂宝宝吃东西。小宝不会走路时，坐在婴儿车里，爸爸端着小碗喂饭，妈妈推着车子绕着花园转圈。不久，小宝会走路了，两口子就开始在院子里追着孩子喂饭。小宝不高兴时会挥手打翻饭碗，爸爸穿着白大褂，端着小碗，跑得满头大汗。小宝对任何食物都不感兴趣，当勺子递过来时，常常扭过头去，不张嘴。但夫妻俩配合默契：妈妈逗孩子张嘴笑，爸爸准确地将食物送进小宝口里，然后两人一起催促甚至威胁他咽下去。小两口这么辛苦地喂养小宝，小宝却一直比同龄儿偏瘦。什么食物都只是尝两口，就不再理会。小两口很是苦恼。

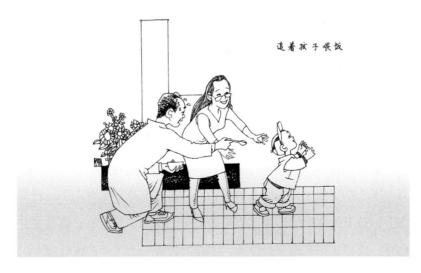

追着孩子喂饭

　　小宝是一个典型的厌食患儿。有人报道全国 1~3 岁儿童有 34.7% 存在饮食行为问题。国外有报道称发育正常的儿童中 25%~45% 有不同程度的饮食行为问题。大多数厌食的孩子大便干燥，急躁易怒，体重略低于同年龄健康儿童体重的平均值，但日常一切活动正常。

　　厌食孩子的妈妈经常说：孩子从不主动要东西吃，不强行喂就什么都不吃。不少家长都有强迫孩子进食的行为，孩子常常是含着眼泪在父母的监视下被迫吃饭。强迫进食留下的不愉快进食体验，会长久影响孩子对食物的兴趣。就如不愉快的就医体验（如抽血和打针）让孩子惧怕和抗拒一样，不愉快的进食体验自然会导致孩子讨厌进食，甚至拒食。孩子厌食，家长最担心的是孩子缺乏营养素，影响生长发育，但却普遍忽略了进食过程中与孩子的情感交流。

　　需要强调的一点是：家长常常把小儿厌食误以为是积食，习惯给厌食的孩子服用消食化积的药物。其实，小儿厌食不等于积食。积食的原因是摄入食物过多，加重了胃肠道的负担，导致暂时的消化吸收功能紊乱，引起小儿口臭、打嗝、厌食，甚至腹胀、腹痛、腹泻等症状。消食化积的药物可以改善积食引起的临床症状，促进胃肠道功能恢复，但对小儿厌食收效甚微。

有少数情况，孩子的"厌食"只是相对于家长的期望值而存在。有的家长期望孩子多多摄入营养物质，总感觉孩子吃得太少，但事实上，孩子的体重已经超过同年龄健康儿童的平均体重，而且发育良好。这说明孩子摄入量正常，不存在厌食行为（也许饭量确实不大，但有可能背着父母摄入零食）。

摄食行为的调控是一个复杂的过程。为什么有的孩子对食物充满兴趣，因过度进食导致肥胖，而有的孩子却缺乏进食欲望使父母焦虑不堪？近几十年来，虽然科学家对摄食行为调节机制的研究已经取得了长足进展，但是，仍然无法确切回答上述问题。

知识链接

人体是怎样控制摄食行为的？

摄食行为包括觅食、进食以及食物的消化吸收几个阶段。可见，摄食行为首先是一种精神活动，然后才是胃肠道的生理活动。

一顿饭的摄食行为调节过程可划分为头期、胃期和肠期。

头期： 空腹状态下，食物的外观和气味作为刺激进食的信号，激活副交感神经和肠神经系统，引起口腔中的唾液分泌和胃内的消化液分泌（望梅止渴就是食物引起的头期反应）。同时，饥饿状态时，血糖水平的轻微下降激活了下丘脑的摄食中枢神经元，触发摄食行为，比如，打开冰箱门寻找食物。

胃期：当食物被咀嚼和吞咽入胃时，唾液和胃消化液分泌迅速增加，胃开始出现容受性舒张，以保障逐渐增加的食团在胃里与消化液充分混合。

肠期：当胃被食团充满，在胃内被部分消化的食糜进入小肠时，营养物质开始被吸收入血液。此时，胃的扩张，血糖水平上升以及食糜刺激小肠释放的胆囊收缩素等物质，作为饱信号传入下丘脑的饱中枢，引起饱感，终止摄食行为。

摄食行为不仅受体内某些小分子物质的调节，同时也受心理因素的影响。显然，我们吃东西不仅仅是因为饥饿，还因为我们喜欢食物。食物的颜色、质地、形状和气味让我们在视觉、嗅觉和味觉上产生愉快的感觉。所以，我们常常在并不饥饿时，有进食的冲动。厌食的孩子恰恰缺乏对食物的喜爱。他们对任何食物都没有兴趣，即便家长百般引诱，也浅尝辄止。大量的临床研究发现，导致小儿厌食的主要问题是喂养不当。

35 合理添加辅食，培养孩子良好的进食习惯

有临床研究发现，1~6 岁儿童厌食的危险因素如下：断奶时间过晚、未及时添加辅食、贪玩、过多零食和强迫进食。上海市长宁区妇幼保健院和上海交通大学附属儿童医学中心的研究表明：定期培训父母，改变父母的观念，合理喂养孩子，就能有效改善孩子的饮食行为。

为了避免小儿厌食，家长应做到以下三点：及时断奶、合理添加辅食和培养孩子良好的进食习惯。

断奶时间： 婴幼儿断奶的最佳时间是 1~2 岁，最好避开暑热季节。

合理添加辅食： 添加辅食的适宜时间是 4~6 个月。中国营养学会在 2016 年修订《中国居民膳食指南》时，对辅食添加时间与生长发育的 Meta 分析结果表明，在 4~6 月龄添加辅食可促进婴幼儿的生长发育。因为婴儿 4~6 月龄以后，单一的母乳喂养不能满足生长发育的需求。同时，婴儿的口腔运动功能，味觉、嗅觉、触觉等感知觉，以及胃肠道功能的发育已准备好了去适应多样化的食物。此时开始添加辅食，使孩子有机会体验不同质地和不同味道的食物，能培养孩子对各种食物的兴趣。

情感交流是辅食添加过程中的重要内容。在婴儿添加辅食阶段，家长应以鼓励的态度逐渐引入新的食物，强迫进食会导致婴儿对新食物的恐惧和厌恶。一项调查显示，92%的父母在婴儿换乳期添加辅食过程中存在焦虑情绪，并进而对婴儿进食行为产生负面影响。

培养孩子良好的进食习惯：开始添加辅食后，婴幼儿的进食模式开始由被动喂养向主动进食过渡。所以，对孩子进食行为的训练要从婴幼儿开始。这一阶段主要是学习自主进食。

婴儿刚开始接受小勺喂养时，只会舔吮糊状食物，有时会用舌尖将食物推出和吐出，这并不代表婴儿厌恶这种食物。家长应多次尝试，不能强行将小勺塞进婴儿嘴里，令孩子产生不良的进食体验。在孩子进食期间讲故事、看电视、玩玩具等做法，分散了孩子对食物的注意力，会影响消化功能。父母对孩子过度关心也不利于孩子养成良好的饮食习惯。

中国婴幼儿喂养困难的发生率约为21%。把握婴儿添加辅食的关键期（4~6个月龄），是防止小儿厌食的重要措施。若是错过了这一阶段，家长应多鼓励幼儿自行进食，重视进餐过程中的亲子互动和交流，使用漂亮的餐具，营造愉快的进食氛围，控制零食，逐渐让孩子对食物和摄食过程感兴趣。

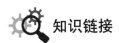 **知识链接**

为什么喂养不当会导致小儿厌食？

喂养不当主要表现为添加辅食过晚、诱骗进食、强迫进食和提供零食四种情况。

添加辅食过晚：婴儿 4~6 月龄时会抓物，会吃手，会对眼前的东西感到无比新奇，无论抓到什么东西都本能地送进嘴里品味，此期最适合让婴儿尝试各种食物，培养婴儿对多种食物的兴趣。1 岁以上的幼儿开始出现"恐新"行为，就是排斥未吃过的食物。2~6 岁的幼儿"恐新"水平急剧上升，这是一种保护性反应，能降低大多数孩子摄入有害物质的风险。但是，"恐新"行为使幼儿本能地抗拒新食物，若婴儿期添加的辅食种类有限，则会导致厌食。

给婴儿添加辅食的过程也许并不顺利。家长们一般很重视婴儿辅食的质量，却容易忽略辅食的味道。2014 年神经科学家吃惊地发现大部分食欲刺激来自嗅觉。你给婴儿的辅食是否有诱人的气味呢？婴儿 6~12 个月时，味觉最敏感，你给婴儿准备的辅食有令人愉快的味道吗？要知道：婴儿饮食应该低糖低盐，而不是无糖无盐。当添加辅食不顺利时，婴儿的奶量无法减少，从乳类到杂食的转换过程受阻，婴幼儿的营养状况就会受到影响。

诱骗进食：家长在逗孩子玩耍的过程中，趁其不备一次次将食物塞入孩子口中，完成喂食。这种策略虽然能够达到营养的目的，但却不能培养孩子对食物的喜爱。边玩边吃时，孩子的注意力不在食物上，不能享受食物带来的愉快感。设想一下，你在进餐时闭上眼睛捏住鼻子，进食的愉悦感是否大打折扣？

强迫进食：家长采用威胁、命令，甚至打骂的方式迫使孩子进食。这种喂养策略不仅不能让孩子喜欢食物，反而会让孩子产生不愉快的进食体验（被强迫进食后孩子可能出现呕吐、腹痛等不适），从而更加厌恶进食。

诱骗进食和强迫进食这两种喂养方式都跨越了摄食行为的头期，直接进入胃期。当孩子被动摄入食物时，由于缺乏刺激进食的预告信号，口腔和胃的消化液分泌并不充分，胃的容受性舒张也不及时，少量食团入胃则致胃内压力增大，胃壁的压力感受器将饱信号传入中枢，所以孩子的饱感很快来临。

提供零食：厌食的孩子既缺乏对食物的喜爱，也缺乏饥饿感。给孩子提供碳水化合物的零食，会暂时增高血糖水平；提供高脂零食，会刺激胆囊收缩素分泌。血糖水平和胆囊收缩素水平升高都是重要的生理性饱信号，会增加孩子的饱感，进一步抑制食欲。

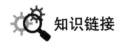 **知识链接**

婴儿的辅食能不能加盐？

常有家长说，孩子不爱吃自己的辅食，爱吃大人的饭，爱吃有味的饭。我若问："辅食加盐了吗？"家长会反问："不是 1 岁以内不能吃盐吗？"

婴幼儿添加的辅食不能加盐，这是一个误解。

婴幼儿添加辅食的原则之一是低盐低糖，保持食物的原味，但绝不是不能吃盐。

理由很简单，婴幼儿的身体需要盐。我国居民膳食营养素摄入量建议 0~6 个月婴儿钠的摄入量为 170mg，即每天需要摄入 425mg 盐；7~12 个月婴儿钠的推荐摄入量为 350mg，即每天需要摄入 875mg 盐。

以体重为 7 公斤的 5 月龄婴儿为例，未添加任何辅食之前，婴儿每日摄入的奶量约为 1 000ml。1 000ml 配方奶中的钠含量约为 200mg（相当于 500mg 盐的含钠量）。添加辅食后，婴儿的奶量逐渐减少，当婴儿的奶量降到每天 500ml 时，就有 100mg 的钠需要从辅食中摄取。市售的婴儿食品中基本上都是添加过盐的，若家长购买市售婴儿食品作为辅食，就不必再额外加盐。但若是自制辅食，则可以添加少许食盐。因为不同食材中的含钠量差别很大。含钠量最多的食物是鸡蛋，每 100g 鸡蛋约含 130mg 钠，每 100g 各种肉类和淡水鱼类平均约含 70mg 钠，而每 100g 粮食类、蔬菜类和水果类食材的含钠量大都低于 10mg。以 5 月龄婴儿每天喝奶 500ml 为例，若是自制辅食不加盐，那么食材本身所含的钠是不够的。因为要供给 100mg 的钠，每天需要给婴儿添加约 80g 鸡蛋或约 140g 肉类，或者 1 000g 粮食蔬菜和水果，这显然是不可能做到的。

腹　泻

36 学会识别腹泻患儿的脱水程度

儿童腹泻的致病原因复杂，包括多种感染因素和多种非感染因素。腹泻病情轻重悬殊，轻者自愈，重者死亡。医生在治疗小儿腹泻病时要做的第一个决定是：是否需要静脉补液。

是否需要静脉补液，取决于孩子脱水的程度。一般而言，轻度脱水不需要静脉补液；中度脱水若无呕吐症状，也不需要静脉补液。腹泻伴轻中度脱水的孩子，可以在家口服补液盐，观察脱水纠正情况。重度脱水的患儿才需要立即静脉补液。家长们与其积极要求输液（见上篇，决定治疗方案时，不要迫使医生给孩子静脉输液），不如学会识别腹泻患儿的脱水程度。家长们观察腹泻患儿的脱水程度，应注意以下几个方面：

1. 孩子精神状态是否正常。爱笑、爱玩说明精神良好；爱哭、不玩，睡眠多，说明精神不好。

2. 皮肤弹性是否良好。捏起脐周皮肤，若无皱褶说明皮肤弹性尚好。

3. 前囟和眼窝是否凹陷。前囟和眼窝比平时凹陷说明脱水比较明显。

4. 哭时有无眼泪。孩子哭时眼泪减少或无泪说明有明显脱水。

5. 尿量减少是否明显。尿量明显减少说明有脱水。

同时，应注意孩子的进食量和饮水量，以及大便的次数和量，这方面的信息可预测脱水纠正或是脱水进展的速度。若患儿烦躁不安，前囟和眼窝持续凹陷，哭时眼泪少或无泪，口渴加剧或口干舌燥，腹部皮肤捏起后皱褶展开缓慢，补液后尿量未增或更少，表明患儿脱水加重，需立即复诊。如果患儿在家已经治疗3天，仍频繁排出大量水样便，并伴有呕吐，不能正常进食、进水，也需要静脉输液，迅速纠正脱水。

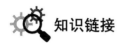 **知识链接**

口服补液盐的功能

口服补液盐Ⅲ（ORS）是目前世界卫生组织推荐的用于治疗急性腹泻合并脱水的一种口服溶液，含有 Na^+ 75mmol/L，K^+ 20mmol/L，Cl^- 65mmol/L，柠檬酸根 10mmol/L，葡萄糖 75mmol/L，总渗透压是 245mOsm/L。当 ORS 溶液中的 Na^+ 和葡萄糖与小肠上皮细胞上的 Na^+-葡萄糖同向转运体相结合时，就能显著增加肠道对钠和水的吸收，从而起到纠正脱水的治疗作用。ORS Ⅲ 是一种低渗口服补液盐，与传统 ORS 配方相比更安全，口感也更好，适用于轻中度脱水患儿。家长给孩子喂口服补液盐时应该有耐心，少量多次地喂，积少成多。轻度脱水患儿，口服量为 50ml/kg，中度脱水口服量为 100ml/kg，最好在 4 小时内服完。但若患儿频繁呕吐或腹胀，则不宜使用 ORS 纠正脱水，应该积极给予静脉补液。

37 注意观察孩子的大便性状

医生治疗小儿腹泻要做的第一个决定是：是否需要**静脉输液**。第二个决定就是：是否需要使用抗生素。

是否需要使用抗生素，取决于孩子是否感染了侵袭性细菌。只有侵袭性细菌感染引起的腹泻，才需要使用抗生素治疗。侵袭性细菌感染引起的腹泻特点是脓血便，所以，从大便的外观可以初步判断孩子是否有肠道侵袭性细菌感染。此外，大便常规检查有脓细胞或大量白细胞（大便中有少量白细胞，不是使用抗生素的依据）也是侵袭性细菌感染的特点。由于大便常规检查需要家长提供新鲜无污染

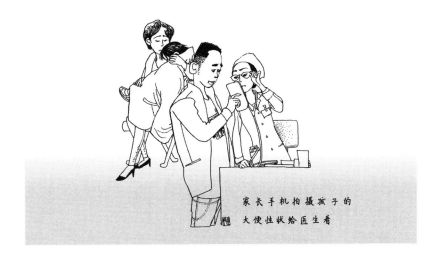

家长手机拍摄孩子的
大便性状给医生看

的大便样本（否则检查结果不可靠），有时难以保证送检标本的质量，所以，**家长应注意观察孩子大便的性状**，最好拍摄孩子大便的照片给医生看。

需要强调的是：病毒感染和非侵袭性细菌感染引起的水样便，均不需要使用抗生素。家长不应自作主张给腹泻的孩子服用抗生素。滥用抗生素，或长期较大量地应用广谱抗生素如各种头孢菌素，特别是2种抗生素联合应用时，可直接刺激肠道或刺激自主神经引起肠蠕动增快、葡萄糖吸收减少、双糖酶活性降低而发生迁延性腹泻，甚至导致肠道菌群紊乱，进而引起耐药性金黄色葡萄球菌、绿脓杆菌及白色念珠菌大量繁殖，发生药物较难控制的肠炎。

医生的正确决定有赖于家长提供的患儿脱水信息和大便性状。你知道怎样识别孩子的脱水程度吗？你注意观察孩子腹泻时的大便性状了吗？

🔍 知识链接

孩子大便颜色和性状变化的医学意义

婴幼儿大便的颜色、性状和气味包含着丰富的胃肠道信息。

新生儿生后2~3天排出的大便为黏稠的深绿色或墨绿色胎粪，生后最初几个月，婴儿的大便通常为不成形便，母乳喂养儿的大便为黄绿色，人工喂养儿的大便为金黄色。添加辅食后大便逐渐成形，颜色变为黄褐色。

常见的婴幼儿大便异常及其原因如下：

绿色便：大便的颜色取决于胆汁色素。当胆汁无法排入肠道时，大便则如白陶土样。人和肉食动物的胆汁色素以胆红素为主，大便多呈黄色。胆红素是血红素的分解产物。在血红素变成胆红素之前要先转变成胆绿素。小肠上部的胆汁含有胆红素和胆绿素，此处的粪便偏绿色；当大便推送到结肠时，胆绿素经过还原作用转变为胆红素，使大便呈黄色。食物进入消化道后刺激胆汁分泌，高蛋白食物刺激胆汁分泌的作用最强，高脂肪食物次之，碳水化合物作用最小。当婴幼儿胆汁分泌较多，肠道蠕动过快，或肠道内偏酸性时，粪便中胆绿素成分较多，大便则呈现绿色。所以，婴幼儿绿色便提示高蛋白食物摄入过多，或受凉、饥饿等因素使肠道蠕动过快。另外，食入较多绿色食物也会造成绿色便。单纯绿色便不会影响婴幼儿健康。若绿色稀便次数多，有黏液，或有恶臭，则需及时就医。

泡沫便： 大便呈糊状，有大量泡沫，有酸臭味，通常提示消化不良。肠道内有大量细菌，细菌中的酶能分解食物残渣。细菌对糖和脂肪的分解过程就是发酵，能产生乳酸、醋酸、CO_2 和沼气等。所以，婴幼儿解泡沫便，一般说明粮食类和肉类食物摄入过多，应该控制这两类食物的摄入量。另一种较少见的情况是真菌性肠炎，常并发于其他感染，大便泡沫多，有黏液和豆腐渣样粪块，应及时进行大便常规检查和真菌培养。

腐臭便： 肠道细菌对蛋白质的分解过程就是腐败过程，腐败过程中产生的氨和硫化氢等物质，使大便臭味刺鼻。若婴幼儿大便腐臭刺鼻，说明蛋白质类食物摄入过多，应适当减少海鲜、肉、蛋、豆类和坚果等高蛋白食物的摄入。

水样便： 婴儿大便次数增多，为黄色水样便，或蛋花汤样便，特点是大便中水分明显增多，粪渣很少。引起水样便的常见原因是轮状病毒肠炎或诺如病毒肠炎。产毒性细菌引起的重症肠炎也表现为水样便。水样便容易引起婴幼儿脱水，所以口服补液盐很重要，发生中重度脱水时要及时进行静脉补液。

血水便： 婴幼儿大便次数多，糊状便，有血水，或血丝，常见原因是牛奶蛋白过敏；若大便次数少，球形便或条形便，排便末有鲜血滴出，常见原因是肛裂。均需及时到医院就诊。

脓血便： 大便中有脓血，多数是侵袭性细菌感染引起的肠炎，一般伴有发热和精神状态差，要及时就医。

注意观察婴幼儿大便次数和性状的改变，能及时发现喂养问题和疾病苗头，从而做到及时纠正、及时治疗。

38 重视腹泻病护理的三个要点：
液体补充、饮食管理和皮肤护理

良好的家庭护理可减少腹泻患儿的并发症，有助于腹泻患儿的顺利康复。但家长们普遍欠缺婴幼儿腹泻的家庭护理知识。

研究者对安徽省金寨县、霍山县、界首市、宁国市农村 799 名 2 岁以下儿童的母亲进行了分层抽样调查，结果显示 2 岁以下儿童母亲对腹泻的各项家庭护理知识知晓率仅有 4.38%~38.05%。

对陕西省宝鸡地区的陇县、千阳县 293 名农村育龄妇女进行的家庭问卷调查显示：家庭护理腹泻患儿得分优的母亲数量为 0，得分差的母亲占 51.2%。表明该地区农村育龄妇女大多不懂如何在家照看腹泻患儿。

对上海郊区 8 个乡镇的 32 个行政村共 823 例样本的调查结果显示，有 1/5 的母亲对腹泻患儿及时补充液体的认识不足，在如何给腹泻患儿补充液体方面的知识比较欠缺。

腹泻患儿的家庭护理重点在于液体补充、饮食管理和皮肤护理。

1. **液体补充**：婴幼儿腹泻时，肠道丢失大量水分，加之腹泻时孩子食欲下降，摄入量减少，孩子就很容易发生脱水。所以，在孩子腹泻开始时应及早补充肠道丢失的水分和电解质。口服补液盐是世界卫生组织指定的腹泻患儿最理想的饮品。如果口服补液盐配制太稀，补液效果就会打折扣。家长给孩子喂口服补液盐时应该有耐心，少量多次地喂，积少成多，能喂多少喂多少，最好达到每天每公斤体重 50~100ml。

2. 饮食管理：对腹泻患儿原则上不禁食、不限水。继续饮食可减少小儿体液丢失，加快体力恢复。若孩子频繁呕吐，则需在短时间内禁食。饮食结构要以易消化的流食和半流食为主。母乳喂养的婴幼儿应坚持照常喂母乳，配方奶喂养的婴幼儿，可以将奶粉略微稀释后喂养，暂停添加辅食。

至于是否更换奶粉，取决于孩子是否有蛋白质过敏和（或）乳糖不耐受。一般而言，生后不久即腹泻的孩子，首先要考虑是否存在蛋白质过敏和（或）乳糖不耐受的情况。用特殊奶粉（氨基酸奶粉、无乳糖奶粉）喂养后，若大便恢复正常，则可确诊。对于那些原本大便正常，因各种因素导致的迁延性腹泻患儿，也可暂时换用特殊奶粉喂养，减轻患儿的胃肠道负担，待肠道功能正常后，再缓慢换回普通奶粉喂养。若孩子是迁延性腹泻或慢性腹泻，家长应告知医生孩子的腹泻程度与喂养方式有无关系。

3. 皮肤护理：婴幼儿皮肤娇嫩，排便次数多对肛周和会阴部的皮肤刺激较大，若不及时更换尿布，可在数小时后发生不同程度的红臀，严重者导致臀部皮肤糜烂。所以，孩子每次便后，要用柔软清洁的湿棉布清洁肛门和会阴部，然后擦干。若发生红臀，禁用纸尿裤，可把臀部暴露在空气中，也可在清洁后适当涂抹氧化锌油保护皮肤。

胸　闷

39 孩子胸闷叹气要注意心理因素

长叹气是儿童就诊的常见主诉之一。长叹气的孩子会自诉胸前憋闷，似乎有重物压迫，需要通过用力呼吸来缓解，所以常常表现出长吸气或长叹气，即叹息样呼吸。由于胸腔内有心肺和大血管等重要脏器，胸闷、胸痛可见于严重的心脏疾病，甚至发生猝死，所以儿童胸闷很容易引起家长紧张。其实，儿童胸闷大多数情况下并非由心血管疾病引起。国外报道至少80%的学龄儿童都经历过胸闷，但大多为良性。有临床研究表明，心脏疾患引起的儿童胸闷、胸痛不足5%。

李昂妈妈自从生了二宝，对李昂的照顾就力不从心。李昂爸爸常年在外打工，和李昂朝夕相处的日子不多。李昂的成绩越来越差，父母经常呵斥他。中秋节的时候，李昂爸爸带李昂来就诊，对李昂的身体状况很是担忧，因为李昂总是长叹气，吸气时胸骨上窝和锁骨上窝都深深地陷下去，可是有关心肺疾病的检查做了很多，却查不出病因。翻阅李昂的一叠检查单，我问李昂为啥长叹气，他说他胸闷。

李昂爸爸说李昂记忆力差，智力低下；说李昂有多动症，注意力不集中；还说李昂脾气古怪，常常毫无缘由地发火。我注意地观察坐在面前的李昂：9岁男孩，胖瘦适中，五官端正，唇线轮廓分明，大眼睛游移不定，话很少，说话声音比较低。从表情上看，他局促不安。他父亲的话无疑对他有很大的心理压力。我问李昂爸爸："为什么说李昂记忆力差、智力差？"李昂爸爸答："他学习不行，在班里是倒数第几，智力测试只有70分。"我说："成绩差不代表记忆力差和智力差。我看李昂很聪明，重测一下吧。"看着李昂的眼睛，我郑重地说："我知道你很聪明，你要好好配合测试，不然连爸爸都当你弱智了。"他点头，喉咙里挤出一声短促的"嗯"。不一会儿，测试结果出来了：IQ 104分，完全正常。多动测试结果也出来了，并无注意力缺陷多动症状。李昂看着我，嘴角上翘，眼神明亮。当着李昂的面，我告诉李昂爸爸，不要说李昂智力差，李昂智力很正常，也没有多动症，他成绩不好，是没有认真学习，只要下功夫，成绩就会好。然后，我让李昂回避，告诉李昂爸爸："李昂胸闷长叹气，是因为心理压力大，不要太关注长叹气这个症状，应该关注他的心情，让他参与到照顾妹妹的家务中，并及时夸奖他，不要让他觉得在家里被忽视、被冷落、被嫌弃，要耐心帮助他养成好的学习习惯，提高自信心。"

李昂没有再来复诊。但是，过年的时候，我收到了他的语音祝福，他像个小大人一样给我拜年，称我"大医生"，祝我过年好。他不再长叹气了，学习成绩也进步了。

家长往往仅关注儿童身体健康，而忽视心理健康。关于胸闷的病因分析显示，有至少 27% 的患儿胸闷是由精神心理因素引起的。有研究发现，约有半数儿童心脏神经症（神经官能症的一种类型，主要表现为长叹气、胸闷、胸痛、气短、乏力）患儿发病前有过或接触过不良事件，均承受一定的心理压力，以 9~13 岁为主。这些患儿普遍表现为性格内向、要强，这种性格的形成与家庭管教方式有关。父母管教方式简单粗暴，孩子多胆小易惊，不敢讲述自己真实的想法，对升学和考试压力很敏感，容易出现长叹气，甚至气短乏力。

家长的过度关注是患儿胸闷的不利因素。家长代述的胸闷往往比实际症状严重，每天多次询问孩子有无不适，或因孩子频繁叹气而指责孩子，或限制孩子的体力活动，这些行为都会加重孩子的思想负担，所以，孩子长叹气在家长关注时更加明显。

对于精神心理因素引起胸闷的孩子，家长应该做到：

1. 不过度关注孩子是否有胸闷的感觉；

2. 不指责孩子的长叹气症状；

3. 不过度限制孩子的体力活动；

4. 不简单粗暴对待孩子，关注孩子的心理健康。

40 不要忽视孩子运动后胸闷和夜间胸闷

胸闷是一种自觉症状。孩子发生阵发性的胸闷，若无其他异常表现，有可能被家长忽视。

陈言5岁，最近几个月总说"妈妈，我喘不上来气"。陈言描述的胸闷一般发生在运动后，妈妈认为他体质弱，运动耐受性差，就鼓励他多运动。但是，运动并没有改善陈言的体质，运动后的胸闷反而越来越重，有时还伴有呕吐。有时，陈言在熟睡中突然醒来，说气不够用，不愿意躺下睡，要坐在妈妈怀里才能睡着。妈妈把这种现象归于"做噩梦了，求安慰"。陈言的运动后和夜间胸闷发作

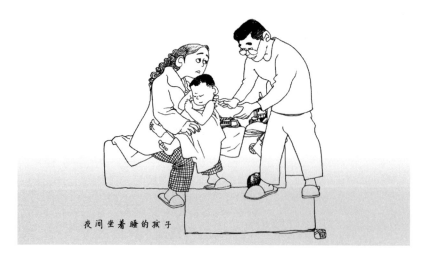

夜间坐着睡的孩子

越来越频繁，于是妈妈带他去当地医院就诊。当地的医生了解到陈言是过敏体质，对多种气源性物质高度敏感，而且父亲有过敏性鼻炎，于是怀疑陈言的胸闷是一种不典型哮喘，建议按哮喘进行诊断性治疗。但陈言的家人不愿意接受这个诊断，想来确诊一下，究竟是不是哮喘。

从陈言胸闷的临床特征（运动后发作和夜间发作都是哮喘发作的特点）和过敏性体质，以及过敏性疾病家族史（父亲有过敏性鼻炎）来看，确实应该考虑不典型哮喘。5岁的陈言能够准确地按照指令进行呼吸运动，我们为他做了肺通气功能检查，结果显示轻度的小气道功能阻塞，支气管舒张试验也是阳性，而呼出气一氧化氮值高达50（一般小于20），提示气道存在嗜酸细胞性炎症。可以诊断为胸闷变异性哮喘。陈言妈妈终于同意接受规范的激素和支气管扩张剂吸入治疗。吸入治疗2周后，陈言的运动后胸闷明显减轻，夜间胸闷不再发作。陈言的吸入治疗将长期进行，在医生的指导下监测肺通气功能和呼出气一氧化氮值，调整药物用量，直至达到停药标准。

哮喘是一种慢性气道炎症。典型的哮喘表现为反复发作的喘息、咳嗽、胸闷和双肺呼气相的哮鸣音，不难诊断。但不典型哮喘的诊断一直是一个临床难题。我国哮喘指南在2016年更新版中，提出了3种不典型哮喘：咳嗽变异性哮喘、胸闷变异性哮喘以及隐匿性哮喘。

若孩子在运动后感觉胸闷，或在夜间睡眠中憋醒，有过敏体质和过敏性疾病家族史，医生会考虑胸闷变异性哮喘。对于胸闷变异性哮喘患者，肺通气功能检查是必要的，支气管激发试验和支气管舒张试验是重要的诊断依据，但任何辅助检查都可能有假阳性或假阴性，更为重要的诊断依据是诊断性治疗：即按哮喘治疗有效，才能确定是胸闷变异性哮喘。

对于以胸闷为主诉的孩子，家长应该提供给医生的重要信息如下：

1. 胸闷症状是安静时发作还是运动后发作；

2. 胸闷症状是白天发作还是夜间发作；

3. 孩子或家庭成员有无过敏性疾病；

4. 孩子对支气管扩张剂的治疗有无效果。

儿童疾病的临床症状不如成人疾病典型，加之小儿语言表达能力受限，误诊、漏诊的情况更容易发生，因为孩子的症状部位和疾病部位常常是不一致的，比如表现为频繁呕吐的孩子，可能是肺炎，表现为胸闷的孩子可能是消化道疾病。

小凡3岁，常说"肚肚难受"，让他指一下哪里难受，有时他会指剑突下部位，有时会指胸骨上端。在诊室里，小凡用小手拍着自己的胸前说"我胸闷"。"胸闷"这个词应该是跟大人学的。小凡因为间断发生的"胸闷"，半年来已经看过好几家医院，做过心电图（正常）、心脏B超（正常）、心肌酶（略高）和胸片（正常）等多项检查。因为心肌酶轻微增高，曾按疑似心肌炎治疗1月，无效。因为小凡一次感冒后咳嗽持续时间超过4周，曾按咳嗽变异性哮喘，吸入激素治疗2周，也无效。

小凡体形偏瘦，体重处于身高别儿童平均体重的第25百分位。我问小凡的饮食情况如何，小凡奶奶说孩子胃口不好，经常是刚吃几口就说胸口难受吃不下，还说小凡晚上睡觉老是爱咽唾沫，咽得声音很响。进食过程中的不适和夜间频繁吞咽，是胃食管反流症状。

我判断，小凡描述的胸闷可能是反流性食管炎造成的不适感。建议小凡做胃镜或24小时食管pH值检测，但小凡奶奶心疼孙子，不愿意做这种检查，也不愿意再服用西药。于是，我开了一种健脾消食的中药处方，让小凡连续服用2周。并建议小凡少食多餐，睡觉时抬高上半身。2周后复诊，奶奶说小凡喊"胸闷"的次数明显少了，晚上的吞咽动作基本消失，饭量也增加了些。这说明小凡的胸闷确实是胃食管反流病引起的。

胃食管反流是指胃内容物（包括十二指肠内容物，如胆汁、胰酶等）反流到食管，甚至反流到口咽部的一种生理现象。当反流现象增加到一定程度，给机体带来不适时就成为胃食管反流病。成人胃食管反流病的典型表现为反酸、嗳气和胸骨后烧灼感，但儿童胃食管反流病的临床表现非常复杂，有典型症状、非典型症状和消化道外症状，并且症状特点因年龄不同而异。婴幼儿胃食管反流病的典型症状为溢奶、呕吐、反刍、吐泡沫，年长儿的典型症状为反酸、嗳气和胸骨后或剑突下烧灼感等；婴幼儿的不典型表现有头后仰、拒食、喂养困难、体重不增、易激惹，年长儿的不典型症状为胸闷、胸痛、咽下疼痛，以及贫血、消瘦等。消化道外症状则表现为反复肺部感染、咳喘、呛咳、咽炎、牙蚀症等。婴幼儿及学龄前儿童语言表达欠准确，给儿童胃食管反流病的诊断造成了一定困难。临床上，以反复胸痛、胸闷及心前区不适为主诉的患儿常被作为心肌炎诊治，其实以胸闷痛及心前区不适为主诉的胃食管反流患儿并不少见。

儿童胃食管反流病是一种慢性疾病，需要较长期的治疗过程。缓解症状、改善生活质量、防治并发症是主要的治疗目的。有研究随访了 87 例胃食管反流病患儿，有 76 例患儿反流症状明显缓解，症状缓解时间的中位数为 6 个月。质子泵抑制剂是治疗胃食管反流最主要的一线用药，但并非对所有患儿均有效。

因此，儿童胃食管反流的家庭管理非常重要，家长应注意：

1. **饮食管理** 婴儿喂奶后轻拍背部，帮助排气；增加婴儿的食物稠厚度；避免幼儿在活动中进食；要少食多餐；肥胖者应适当减轻体重，避免进食高脂饮食、巧克力；避免睡前进食；对牛奶等食物过敏的孩子还应考虑过敏因素，必要时采用饮食回避法。

2. **体位管理** 婴儿吃奶时，保持婴儿上身和水平面的角度为45°~60°，喂奶后继续保持这一体位 30~60 分钟；睡眠时抬高孩子的床头约 30°，让孩子保持倾斜仰卧位或倾斜侧卧位，避免平卧。

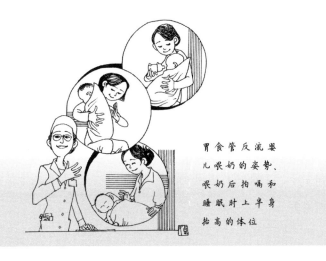

胃食管反流婴儿喂奶的姿势、喂奶后拍嗝和睡眠时上半身抬高的体位

腿 疼

42 孩子被诊断为生长痛，需要长期观察

孩子腿疼的一个常见原因是生长痛。约200年前，Duchamp 首先描述了儿童生长痛的性质及特点。100年后，Hanksley 将生长痛与风湿病进行了鉴别，认为生长痛是一种不定期、间歇性发作的一侧或双侧下肢疼痛，尤其是膝关节周围疼痛。这种疼痛常发生在下午和夜间，可能持续数秒钟，也可能持续数小时，严重时会痛醒，疼痛缓解后一切正常。

小宾5岁，经常指着腘窝处说"腿疼"，小宾妈妈说："他白天玩得好好的，晚上就喊腿疼，不红不肿，有时却会疼得哭起来，疼过去又好好的。有时候跑累了也喊疼。有一阵子隔几天疼1次，有一阵子每天都会喊疼。拍过X光片，没问题，抽血查了好多项，也没问题。补过钙，也补过维生素D，但好像都没有效果。"

小宾的腿疼正是儿童生长痛的典型表现：间歇性下肢疼痛，不影响行走，无阳性体征，无阳性检查结果。生长痛现象多发生于儿童和少年，个别幼儿也可发生。一般来说，至青春期生长痛现象会逐渐消失。

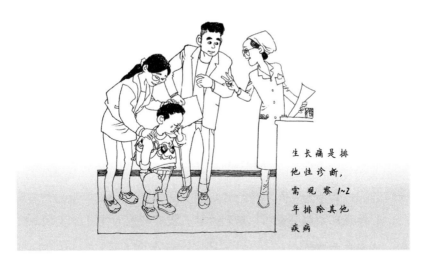

生长痛是排他性诊断，需观察1~2年排除其他疾病

生长痛的发生机制至今仍不清楚。一种解释是"骨膜牵扯假说"：长骨迅速生长时，肌肉、肌腱、韧带和骨膜等软组织的生长速度落后于长骨的生长速度，因绷紧和牵扯而产生疼痛感，故命名为生长痛。但生长痛的发病高峰期为6岁左右，而非儿童的快速生长期（1~3岁），所以，这一解释并不完善。目前，国内外多数学者将生长痛归于非炎症性骨骼肌肉疼痛综合征。

生长痛无需药物治疗，不会有任何后遗症，但诊断须谨慎。由于生长痛无特异性诊断标准，所以只能采取"排他性"诊断方法。就是说，必须要排除其他疾病，才能诊断生长痛，否则容易造成漏诊、误诊。有研究者认为，**平均经过20.5个月的观察，才可排除以肢体疼痛为主要表现的严重疾病**，如风湿热、小儿类风湿病、骨髓炎、肾性佝偻病及肿瘤等。因此，若孩子腿疼被初步诊断为生长痛，并非万事大吉。

关于生长痛，家长应知的信息如下：

1. 孩子被初诊为生长痛之后，要密切观察疼痛部位有没有红肿和活动受限；

2. 疼痛时间超过 4 周，应查炎性指标和做 X 线检查；

3. 若炎性指标和 X 线检查都未见异常，可以在家观察，有变化随时复诊，无变化不必频繁就诊；

4. 休息和限制活动可以减轻症状，没有特效药物可以治疗生长痛，不必乱用药物；

5. 生长痛至青春期一般不再发作，没有后遗症。

43 孩子突然拒绝行走，要立即就诊

孩子感冒后，突然哭诉腿疼，不愿站立和行走，但又不影响吃饭，家长可能会误以为孩子撒娇，延误就诊。

4 岁的小芜早晨醒来突然哭着说"腿疼"，不肯下床。几天前小芜感冒发热，没上幼儿园，在家吃了药已经不烧了。妈妈以为她耍赖，不想去幼儿园。但是，帮小芜穿衣服时，妈妈吃惊地发现小芜真的站不起来了，急忙送到儿科急诊。医生检查后，发现小芜双侧小腿肌肉有明显的触痛，局部无红肿，肌力、肌张力和腱反射正常，小芜因惧怕疼痛拒绝站立和行走。血检结果显示肌酸磷酸激酶 500IU/L（高出正常值 10 多倍），白细胞略低，血沉和 CRP 正常。

因为小芜急性起病，有呼吸道感染前驱症状，所以，医生考虑小芜很可能是急性良性肌炎，但不能完全除外吉兰 - 巴雷综合征，建议留观。小芜妈妈同意留院观察。留观 24 小时后，小芜活泼起来，开始在床上活动。留观 48 小时后，小芜就可以下地走路了。于是，医生告知小芜妈妈孩子可以回家康复。1 周后复查肌酸磷酸激酶，已大幅度下降。2 周后再次复查，完全恢复正常。于是确定小芜腿疼的原因是：急性良性肌炎。

急性良性肌炎大多发生于急性上呼吸道感染后，少数发生于消化道感染之后。急性上呼吸道感染是儿科最常见的疾病，但合并急性良性肌炎者很少见。多种呼吸道病毒均可引起本病，尤其是流感病毒。病毒直接侵犯肌肉组织而引起炎性病变，常发生于上呼吸道感染病程的 1 周左右。大多数患儿睡醒之后突然诉说下肢疼痛，主要为小腿肌肉痛，因疼痛导致患儿跛行，或拒绝行走。本病实验室检查的唯一阳性指标，是肌酸磷酸激酶显著升高，可升高至正常值的数倍至数十倍。

这是一种自限性疾病。大多数患儿 1 周内下肢肌肉痛消失，能恢复正常行走，2 周内肌酸磷酸激酶会下降至正常。本病虽然起病急，症状重，但恢复快，无后遗症，所以称急性良性肌炎。但是，该病需与吉兰－巴雷综合征、多发性肌炎、皮肌炎、急性肌红蛋白尿病等其他疾病相鉴别，早期应密切观察，若肌肉痛在数日内迅速缓解，肌酸磷酸激酶迅速下降，才可确定急性良性肌炎的诊断。

家长应该注意的是：

1. 孩子突然出现下肢疼痛，并影响行走时，应立即就诊；

2. 急性良性肌炎早期应留院观察，以排除其他引起肌肉疼痛的严重疾病。

44 孩子突然跛行，要立即就诊

孩子突然出现跛行，或突然不愿意行走，或一侧肢体活动减少，都是下肢疾病的重要信号，不容忽视。

陈加壹上初二，是住校生。周三在学校踢球时，被同学踢了一脚（穿着皮鞋踢在陈加壹左小腿腓肠肌部位），当时没当回事。周五傍晚回家，上楼时跛行，被家长注意到，只说被同学踢疼了，因为小腿局部瘀青很轻，家长也没在意。不料，次日陈加壹开始高烧，腿疼加重，在社区医院初诊，拍了左小腿 X 片，仅显示软组织肿胀，按"上呼吸道感染，左下肢软组织发炎"给予口服药物治疗 2 天，无效。陈加壹持续高热，左小腿疼痛和肿胀加重。于是，急诊转运过来。陈加壹左小腿红肿部位触痛明显，患肢运动性痛显著，白细胞总数和中性粒细胞分类，以及 CRP 均显著增高，初诊医生高度怀疑"化脓性骨髓炎"，急行患肢核磁共振检查，发现胫骨有明显的骨膜反应及骨质破坏，诊断：急性化脓性骨髓炎。急抽双份血，送检验科进行细菌培养，同时，迅速给予静脉输入三代头孢菌素。48 小时后，检验科电话通知：陈加壹的双份血样均培养出了金黄色葡萄球菌（耐甲氧西林，对三代头孢敏感）。静脉输入足量抗生素治疗 1 周后，陈加壹体温正常，2 周后出院，继续口服抗生素 1 周。随访半年，陈加壹无任何后遗症。

儿童急性化脓性骨髓炎，多发生于长骨部位，如股骨和胫骨，有时合并化脓性关节炎，男孩相对多见，约 60% 致病菌为金黄色葡萄球菌。长骨干骺端为好发部位，原因是儿童骨骺板附近的微小终末动脉与毛细血管弯曲而成为血管襻，该处血流丰富且流速缓慢，细菌更易沉积。

儿童急性化脓性骨髓炎若得不到及时规范的治疗，容易演变成慢性骨髓炎，或留下不同程度的后遗症，如股骨头坏死、髋关节脱位等。急性化脓性骨髓炎发病 1~2 周，X 线检查仅可见软组织肿胀，2 周后才可显示骨质改变。而 MRI 在发病 1 周内即可显示骨髓内病变，明显优于 X 线检查，对急性化脓性骨髓炎具有早期诊断意义。

值得家长注意的是，孩子年龄越小，急性化脓性骨髓炎的临床表现越不典型。尤其是 2 岁以下的幼儿，可能并不出现发热症状，由于病灶炎性渗出使骨髓腔内压力增高所致的疼痛也不能被幼儿描述，仅表现为烦躁，易哭，拒绝活动和跛行。

家长需要注意的是：

1. 当孩子因急性发生的腿疼而跛行时，立即就诊；

2. 当幼儿一侧肢体活动减少，并伴随哭闹不安时，立即就诊；

3. 当炎性指标提示化脓性感染时，需要尽快做患肢的核磁共振检查。

45 不要混淆下肢疼痛和下肢无力

下肢疼痛和下肢无力代表两类不同的疾病。孩子年龄越小，下肢无力症状越不典型。尤其是正处于学步阶段的幼儿，孩子走路易摔倒不易引起家长的重视，很容易延误诊断。

尹墨 3 岁半了，不爱走路，老让人抱，他的理由是"腿疼"。尹墨爸爸带他来想查查孩子有没有缺钙。尹墨长得比同龄孩子瘦小，但小腿肌肉比大腿肌肉略微丰满（假性肥大），追问病史，尹墨走路经常毫无原因摔倒，但并未引起家长重视。3 岁半的孩子应该能轻松地双脚离地跳起来，但尹墨做不到，他蹲下站起来也很费力，要用双手扶着自己的小腿，抬起臀部，使上身与地面平行，然后双手交替上移扶着膝盖、大腿，才能慢慢直起腰来（Gower 征＋）。接下来为尹墨做的辅助检查显示：肌酸激酶达 9942U/L（约为正常值高限的 50 倍），肌电图显示肌源性损害，腓肠肌活检病理结果符合一种罕见疾病的特点：进行性肌营养不良。最后，经基因检测确诊为杜兴氏肌营养不良（DMD）。

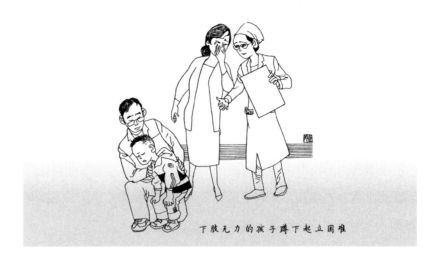

下肢无力的孩子蹲下起立困难

　　进行性肌营养不良是一组异质性肌肉退化的遗传性疾病。最常见的肌营养不良是DMD，因编码抗肌萎缩蛋白的基因突变导致抗肌萎缩蛋白缺失而引起。DMD是儿童神经肌肉疾病中最常见、最严重的一种，至今尚无有效治疗方法。早期诊断的话，医生可为患者家庭提供优生优育相关的遗传咨询服务。

　　进行性肌营养不良通常是以"下肢无力，走路易摔倒"为主诉。"无力"和"腿疼"都是自觉症状，幼儿表述不清。尹墨行走无力，想让人抱，说是"腿疼"，事实上并非"腿疼"，而是"无力"。

　　家长应注意的是：

　　1.孩子走平路易摔倒，应尽快就诊；

　　2.2岁以上孩子不能双脚离地跳，应尽快就诊；

　　3.孩子蹲下起立困难，应尽快就诊；

　　4.孩子运动发育倒退，应尽快就诊。

腹 痛

46 根据孩子的体位、
表情或体重变化判断孩子腹痛的轻重

　　腹痛是令儿科医生头痛的主诉之一。因为腹痛是一种自觉症状，如果你问孩子"疼得厉害吗？"无论孩子答"厉害"，或者"不厉害"，医生都不能根据孩子的回答判断病情的轻重，因为孩子对疼痛的耐受程度因人而异，孩子的表达能力也因年龄而异。

　　对家长和医生来说，判断孩子腹痛轻重的可靠方法有二：一是观察孩子体位和表情的变化，二是观察孩子体重的变化。如果孩子腹痛剧烈，会停止玩耍，蹲在地上，或者躺在床上，有时会采取一种自我保护式的体位，比如侧卧屈膝，拒绝别人触摸。腹痛剧烈时，孩子会哭闹，会出汗，甚至会面色苍白，手脚发凉。如果孩子只是说"肚子疼"，但没有体位和表情的变化，一般都是轻度的腹痛。尤其值得注意的是，若孩子腹痛反复发作，并伴随体重不增甚至体重减轻时，提示病情严重。下面是一个慢性腹痛患儿的曲折经历。

　　忆冬是一个 13 岁男孩，已经间断腹痛 3 个多月了。初见忆冬，感觉这是个敏感、内向的孩子。他盘腿坐在病床上，看着窗外发呆。他从小就经常说肚子疼，但不影响吃饭、玩耍和上学，个头长得比同龄孩子还快，家长就没有在意。但本学期开学以来，家长经常被老师叫去学校，因为忆冬在学校腹痛发作时样子很痛苦。最近1个月，忆冬腹痛发作越来越频繁，以至于无法正常上学。他在当地辗转了三家医院，做了若干次腹部B超、血液常规检查和生化检查，均未发现异常，所以外院的诊断是"腹痛待查：功能性腹痛？心因性腹痛？"

一般来说，儿童期反复发作的慢性腹痛，没有明显的伴随症状和体征，各项检查未发现器质性病变时，可以诊断为"功能性腹痛"。功能性腹痛是学龄前（3~5岁）和学龄期（6~12岁）儿童最常见的腹痛原因。忆冬从小就常喊肚子疼，很可能是功能性腹痛。然而，一个13岁的大孩子近3个月频繁发作的腹痛，不应该考虑是"功能性腹痛"，这个年龄段的孩子慢性腹痛应该考虑"心因性腹痛"。但是，与功能性腹痛一样，心因性腹痛这个诊断也是排他性的。况且，忆冬的体重1个月来下降了5公斤，必须除外器质性原因。

忆冬住院后，每天发作2~3次腹痛，腹痛的部位在脐周较大范围。发作时表情痛苦，面色苍白，额头有冷汗，他蜷缩在床上，低声呻吟，紧紧护住腹部，拒绝医生触摸，持续数十分钟才能缓解，缓解后无任何不适感。缓解后查体，腹部柔软，无压痛，无包块，肠鸣音正常。家长拒绝重复进行抽血和B超等之前做过的各项检查，来此住院是希望能做胃镜和肠镜。

然而忆冬从不呕吐，大便也正常。胃镜和肠镜检查暂无指征。

我让忆冬描述腹痛发作时的感觉，他说："好像有气体在肚子里乱窜，聚成一个包就疼得特别狠。"我问："你怎么知道聚成一个包？"答："自己能摸到。"我问："为什么不让医生摸？"答："怕疼。"我问："能摸到包的时候做过B超吗？"答："没有。"

这是一个很重要的线索。我吩咐值班医生，当忆冬再次剧烈腹痛并出现腹部包块时，立即亲自带到B超室检查包块性质，若包块消失，复查B超则意义不大。次日夜间，忆冬再次发作剧烈腹痛，B超发现他所描述的"气体聚成的包块"原来是肠套叠。肠套叠是婴幼儿时期较常发生的现象。13岁的忆冬发生肠套叠，一个可能的原因是腹腔肿瘤。

当晚，忆冬被紧急送往外科手术室。急诊手术后，病理检查发现是淋巴瘤，随后忆冬被转到血液科，接受正规化疗。

这个病例给我们的警示是，当孩子腹痛时伴有体位和表情的变化，并且伴随体重明显下降时，很可能有重大的器质性疾病。

47 要重视腹痛孩子的危险信号

孩子的感染性腹痛，可能因治疗不及时死于脓毒症休克；孩子突发剧烈腹痛，本以为是消化系统急症，结果却是暴发性心肌炎；孩子腹痛伴恶心，总按消化不良治，却突然昏迷，结果是糖尿病酮症酸中毒。

孩子腹痛的原因多种多样。面对以腹痛为主诉的患儿，寻找病因需要花费时间。但是，刻不容缓的事情是判断有无危及生命的情况存在。一般来说，孩子**急性腹痛，伴有精神倦怠，嗜睡，炎性指标显著增高，就是机体发出的危险信号**。

一位 14 岁男孩，患紫癜性肾炎住院 2 周。出院 2 天后因剧烈腹痛再次就诊。他坐在我对面的椅子上，低头弯腰，呈保护性体位。我问："疼得厉害吗？"他点头，样子很疲惫，面色苍白，表情淡漠。他不发热，腹部柔软，没有明确的压痛点。他已经做了常规检查，结果显示炎性指标很高，提示严重感染。首诊医生的诊断是"腹痛待查：感染性疾病？腹型紫癜？"建议住院诊治。首诊医生的建议是正确的，无论是严重感染还是腹型紫癜，孩子都面临潜在的危险：严重感染会引发脓毒症休克，腹型紫癜可能造成肠穿孔。但是，孩子拒绝住院，家长也犹豫不决。

孩子低声问我能不能不住院，因为他刚刚出院没几天。虽然孩子的腹痛原因不明确，但考虑到这孩子的苍白、倦怠，以及显著增高的炎性指标，我再次强调了可能发生的危险情况，建议他马上住院。

一周后科里开会，讨论急诊抢救室的一个死亡病例，没想到死亡的患者就是他。那天他离开诊室，并没有住院，而是回家睡觉去了，再次被送来时已是 40 个小时之后。他回家当晚开始发热，基本处于嗜睡状态（能叫醒，但不叫不醒），直到出现了惊厥才再次送入急诊。急诊入院时，他高热不退，意识模糊，血压降低，血小板也显著降低，凝血功能显著异常，加上异常升高的炎性指标，值班医生立即启动了"脓毒症休克"的抢救程序。但是，病情已进入不可逆阶段。6 小时后，他心跳呼吸停止。48 小时后血培养报告"金黄色葡萄球菌"感染，证实了"脓毒症休克"的诊断。

这是一个令人惋惜不已的病例。如果他那天听从医生的建议住院观察，就必然会在第一时间接受抗生素治疗，在脓毒症发展到不可逆损伤之前挽救他的生命。

另一个令人惋惜的类似病例，是一位 10 岁女孩。她因严重腹痛伴发热就诊，医生查体后首先考虑"阑尾炎"，建议住院治疗。可女孩子坚决不肯住院，只想回家睡觉，她感觉很累，回家睡觉是她当时最想做的事。家长只好依着她，陪她回家了。她离开后，由于她的 C 反应蛋白值已经超过危急值，化验员及时电话通知了医生，医生又及时电话联系了家长，但那女孩终究没有住院治疗，而选择在家门口的诊所输液。两天后在诊所输液过程中她出现惊厥，随即意识不清，被120送来时她已是失代偿休克状态，抢救数小时，无力回天。

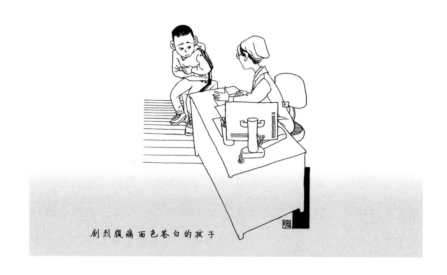

剧烈腹痛面色苍白的孩子

再次强调：孩子发生急性腹痛，伴有精神倦怠，嗜睡，炎性指标超高时，这是孩子的身体发出的危险信号，家长一定要提高警惕，服从医嘱留院观察，以免贻误治疗时机，造成严重后果。

48 孩子频频腹痛，
应留意腹痛与食物种类的关系

食物过敏是引起儿童腹痛的一个常见原因。食物引起的过敏反应有多种表现，如出皮疹，嘴唇肿胀，腹痛、腹泻等。皮疹和水肿是比较明显的过敏症状，容易引起家长的重视；而食物不耐受引起的腹痛，是一种比较隐匿的食物过敏症状，有时候会被长期忽视。

小丫是我十多年前看过的一个小女孩。她横穿市区，从西郊来到东郊住院，主诉是反复发生的腹痛。小丫妈妈说，小丫出生后就特别爱哭，常常毫无原因地突然哭闹，自打会说话起几乎每天都喊"肚子疼"。如果有一天她没喊肚子疼，全家人就像过年一样高兴。小丫表情灵活，智力和语言发育良好，虽然偏瘦，可是身高体重都位于 4 岁女孩平均身高和平均体重的第 40 百分位，属于正常范围，不像有重大健康问题。为了查清小丫腹痛的原因，爸爸妈妈带她看了无数次医生，腹痛发作频繁时就住院输液，多次抽血、多次腹部 B 超均未发现异常。最近一次在西郊住院，做了腹部 CT，也未发现问题。

翻阅小丫出生以来的就诊记录，对她腹痛的原因我没有头绪。

每天两次查房，看着小丫坐在小床上和妈妈玩线绳，一点不像被长期腹痛折磨的孩子。每次查房，一边和小丫妈妈聊天，一边观察小丫的行为，没有发现小丫有影响到表情和体位的腹痛发作。小丫妈妈说，孩子很皮实，疼厉害了才会哭。我问："这几年中，如果孩子疼厉害了，你们怎么处理？"答："疼厉害了就住院输液，疼轻了就出院。"问："住院输液腹痛就减轻了吗？"答："是，每次住院都能减轻，但是去不了根。"我再次翻阅小丫的多次住院记录，每次的治疗方案并不相同，有时输几天西咪替丁，有时输几天抗生素，有时只是输几天糖盐水，而本次住院，只是口服益生菌和健脾消积的中成药，小丫的腹痛也比在家时明显减轻了。

如果是学龄期的孩子，我会考虑心因性腹痛。然而，小丫才4岁，从会说话起就开始腹痛，不应该考虑心因性腹痛。会不会是饮食因素？我见到几次小丫的爸爸来送饭，想来小丫的饮食结构不会因住院有什么不同。但我还是问小丫妈妈："住院时小丫的一日三餐和在家有什么不一样吗？"如我所料，小丫妈妈说："没什么不一样，因为小丫肠胃先天不好，所以不敢让她吃外面的饭，每次住院都是家里送饭。"我正想重新整理思路，小丫妈妈又说："要说不一样，就是住院时基本上不喝奶，因为她爸没时间送。"我问："在家是天天喝奶吗？"答："是的，小丫从小喜欢喝鲜牛奶，每天早晚各半斤。"我眼前一亮，感觉找到原因了。

小丫可能是牛奶不耐受引起的腹痛。十多年前我们医院还不能做食物不耐受检测，但能通过回避可疑食物来判断腹痛是不是与食物种类有关。我告诉小丫妈妈：给孩子断掉牛奶，并回避一切奶制品（包括酸奶、奶糖、面包、蛋糕等），回家观察。回避牛奶和奶制品后，小丫终于不再被反复发生的腹痛折磨了，这证实小丫的腹痛原因是食物不耐受，确切地说是牛奶不耐受。

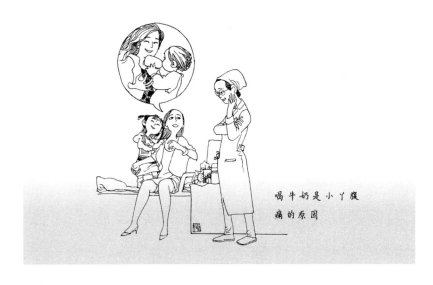

喝牛奶是小丫腹痛的原因

对于反复发作的腹痛，家长要**注意观察孩子腹痛的诱因和规律。**比如：孩子腹痛和饮食种类有没有关系？是不是摄入某种食物后就容易发生腹痛？对于原因不明的慢性腹痛患儿，若怀疑某种食物不耐受，可通过回避这种食物来判断，也可做食物抗原特异性 IgG 检测帮助诊断。

🔍 知识链接

食物不耐受

食物不耐受是一种复杂的变态反应性疾病，婴儿与儿童的发病率高于成人。近年来，越来越多的研究表明食物不耐受与多种疾病相关，如慢性消化系统疾病、皮肤病、偏头痛、哮喘等。食物不耐受的发生机制尚不完全明确，一般认为某些食物因为缺乏相应的酶而无法被完全消化，被机体作为外来物质识别，产生食物特异性的 IgG 抗体，导致组织炎症反应。IgG 抗体介导的食物不耐受，多以胃肠道症状为主，在儿童期经常表现为长期反复发作的腹痛。不耐受食物以牛奶、鸡蛋、大豆、小麦最为多见。食物不耐受引起的腹痛与摄入量有密切关系。就是说，孩子摄入少量时没有症状，摄入量较大时就有症状。

49 孩子反复腹痛，
应注意观察腹痛与生活事件的关系

腹痛是一种常见的自觉症状。孩子可能一边说"肚子疼"，一边若无其事地玩着。有时候，孩子在幼儿园告诉阿姨"肚子痛"，家长被叫去时，孩子已经不疼了，看起来一点"病态"都没有。反复多次后，家长会怀疑孩子"装病"，甚至在就诊时当着孩子的面问："医生，你说他是不是装病不想上幼儿园？" 有些学龄期儿童的腹痛与上学事件密切相关，比如，上学日频繁腹痛，休息日无症状，这种情况下家长也会怀疑孩子装病。

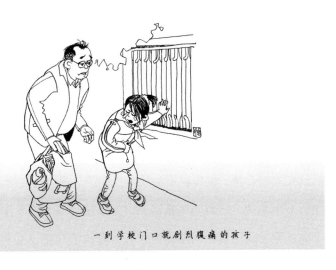

一到学校门口就剧烈腹痛的孩子

腹痛可能由心理因素引起，但孩子一般不会不痛装痛。

有一个小姑娘，名字叫宁夏。宁夏10岁了，平时住校，周末回家住。近半年来反复腹痛，越来越频繁。每个周一早上腹痛发作最严重。宁夏妈妈说孩子周末在家一切正常，周一送去学校的路上就开始腹痛。有时，在学校门口，孩子扶着学校大门的铁栏杆，痛得直不起腰来，有时还伴有头痛或呕吐。为此住过两次医院，胃镜、B超、血生化检查都做过，没查出毛病来。宁夏妈妈悄悄问我："她是不是不想上学，装肚子疼？"我摇头，问妈妈："宁夏成绩怎样？"答："原来很优秀，最近退步了。"再问："宁夏写作业自觉吗？"答："挺自觉的。"问："学校有没有发生不愉快的事件？"妈妈答："有一次老师让没完成作业的学生在教室后面靠墙罚站，她站了一会就晕倒了（别的同学都没晕），但是1分钟左右就清醒了，还能继续上课。从那之后就老说肚子疼，越来越严重。"

其实，宁夏不是装病，她患的是学校恐惧症。

轻度的学校恐惧症，给予适当的心理疏导和情感支持，躯体症状就会缓解。严重者需要抗抑郁或抗焦虑药物治疗。我给宁夏开了疏肝解郁的经典方剂"柴胡疏肝散"，让她回家服药。为了回避"周一早上腹痛"这个心理阴影，我建议她周日晚上返校。告诉她和妈妈只要放松心情，腹痛就不会反复发作了。两周后复诊，宁夏没来，她舍不得缺课。宁夏妈妈很高兴，孩子腹痛基本不发作了，偶尔痛一次，能忍受。这个病例提醒家长，若孩子腹痛与上学有关，不要认为孩子在装病，可能是学校恐惧症的早期表现，一定注意改善亲子关系，充分与学校老师沟通，关注孩子的心理健康。

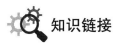 知识链接

学校恐惧症

学校恐惧症是指对学校环境产生异常恐惧，强烈拒绝上学的一种情绪障碍，可发生于整个学龄期阶段，是恐惧症中的一种特殊类型。宁夏虽然没有拒绝上学，但是上学事件对她造成的心理压力是躯体症状（腹痛、头痛、呕吐等）产生的根源。国外曾报道学龄期儿童中学校恐惧症的发生率约为5%，而在我国，学校恐惧症发病率占儿童情绪障碍的第三位。患儿自身因素（性格内向、交往不良、寄宿学校、留守儿童等）、家庭因素（期望值过高，溺爱，亲子关系差，父母焦虑等）和学校因素（教师训斥、教师体罚、同学暴力、成绩落后等）都会导致孩子患上学校恐惧症。

学校恐惧症的早期表现是各种躯体症状，最常见的是头痛、腹痛和呕吐，大约75%的学校恐惧症患者会出现腹痛症状。学校恐惧症患儿经各种检查往往查不出问题，若家长误以为孩子装病，强迫孩子上学，孩子就可能会焦虑不安，大吵大闹，甚至扬言自杀。

50 若孩子被诊断为功能性腹痛，要留意孩子的情绪状态

儿童慢性反复发生的腹痛中，85% 以上是功能性腹痛。功能性腹痛是儿童时期常见的一种病因和发病机制都不明确的功能性胃肠病。医学心理学家认为，大多数查无实据的躯体症状（比如腹痛），都是一种心身性疾病，通常与情绪障碍有密切关系。有临床研究表明，与正常儿童相比，功能性腹痛患儿紧张易怒，这说明情绪不稳定是儿童功能性腹痛发病的重要诱因。

英宝是个 11 岁女孩，唇红齿白，一脸阳光，陪她一起来的父亲一脸焦虑。英宝清楚地诉说着她长达 2 年的腹痛病史，逻辑清楚，用词准确，好像是一个年轻的实习医生在向我汇报一位疑难患者的病历。

她的腹痛符合功能性腹痛的特点：每周发作 2~3 次，脐周痛为主，无诱因，无规律，无阳性体征，无阳性辅助检查结果。腹痛发作的间歇期无任何不适。令我惊讶的是，3 个月前因为顽固的剧烈腹痛无法上学，她在当地医院做了剖腹探查。剖腹探查未见异常，术中顺便切除了阑尾，病理检查也未发现病变。术后 3 个月内腹痛未复发，全家人都很高兴。然而，最近 1 周以来，发作性的脐周痛

再次袭来，英宝的爸爸忧心忡忡地问我："难道要再次剖腹探查？"

英宝在诊室里举止得体，落落大方。爸爸说她很懂事，在学校有口皆碑。爸爸说她学习成绩一直拔尖，偶尔丢了第一名就难过到不吃饭、不睡觉。爸爸还说为了给她提供最好的学习环境，妈妈2年前辞职了，在学校附近租房陪她读书。爸爸说到这里的时候，英宝的眼圈发红了，她深吸一口气，低头顺目，掩饰泪光。爸爸一定想不到妈妈专职陪读和无微不至的照顾，对懂事的英宝是一种多大的精神压力。

我对英宝和爸爸说，英宝的腹痛是精神紧张造成的，不需要做更多检查，也不必剖腹探查。由于英宝有痛经病史，我建议她服用逍遥丸1个月。同时，建议家长减少对英宝的过度关注。2个月后复诊，英宝的腹痛发作次数很少，程度很轻，已不影响学习和日常生活了。

功能性腹痛不是剖腹探查的适应证。但对于少数严重影响日常生活的腹痛，常规检查未发现病因者，经患者同意，剖腹探查是最后一种诊察手段。有文献报道，剖腹探查后90%左右的患儿腹痛缓解可达半年之久。然而，术中有阳性发现（如慢性阑尾炎、肠系膜淋巴结炎等）的病例和无阳性发现的病例术后复发率无显著性差异。这说明剖腹探查的阳性发现，并不一定是患者腹痛的直接原因。

英宝是一个被父母亲过度保护的孩子。有研究显示，受到父母过度干涉或过度保护的孩子，都容易患功能性腹痛。学习压力大和人际关系复杂易使儿童出现情绪上的强烈应激，导致大脑自主神经功能改变，以及胃肠动力和感觉功能障碍，从而诱发腹痛。研究人员认为父母适度的关爱、理解和支持将有助于儿童及时、正确地排解不良情绪，保持身心健康。相反，父母过分干涉和过分保护则在一定程度上遏制了孩子的独立性和社会性，使其病态模式被强化，病态症状反复出现。

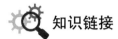 **知识链接**

肠系膜淋巴结炎不是孩子慢性腹痛的元凶

急性肠系膜淋巴结炎多伴发于急性呼吸道感染和肠道炎症，患儿以急性腹痛为突出临床表现，伴有发热、咳嗽或呕吐、腹泻等症状，腹部 B 超检查可见多发性淋巴结肿大，呈串珠状、簇状分布，以椭圆形为主，边界清晰。淋巴结的长轴直径 > 10mm，短轴直径 > 5mm，纵横径比 ≥ 2。急性炎症消退后，肿大的肠系膜淋巴结可恢复正常。急性肠系膜淋巴结炎是一个排他性诊断，即应该排除引起急性腹痛的其他器质性疾病，如阑尾炎、胰腺炎、胆囊炎、肠套叠、肠梗阻等。

功能性腹痛是一种长期反复发生的慢性腹痛，通常没有任何伴随症状。部分功能性腹痛患儿的腹部 B 超也会发现轻微增大的肠系膜淋巴结，但这并不能说明肠系膜淋巴结增大与患儿的腹痛症状有关，事实上大多数情况下并无关系。所以，不应反复地盲目服用抗菌药物治疗肠系膜淋巴结肿大。若肠系膜淋巴结有逐渐增大的趋势，则要考虑淋巴结核或淋巴瘤等重大疾病。

51 孩子腹痛时，
不要自作主张给孩子服用驱虫药

寄生虫可在宿主体内摄取营养，破坏组织结构，甚至致残、致命，曾是我国严重的公共卫生问题。直到现在，还常有家长问我：孩子老肚子疼，指甲盖有白点，是不是肚子里有虫？也常有家长说：孩子睡觉爱磨牙，总是很瘦，吃了打虫药也不管用。

事实上，近十年来，儿童肠道寄生虫病的发病率已经很低。本篇简单介绍一下肠道寄生虫病在我国的流行情况。

儿童最常感染的寄生虫是土源性线虫，包括蛔虫、鞭虫、钩虫和蛲虫等。土源性线虫感染不需要中间宿主，其虫卵和幼虫在外界（主要是土壤）发育成熟后可直接感染人体。所以，用新鲜粪便施肥，孩子穿开裆裤坐在地上，咬手指，吃被虫卵污染的生冷食物，随地大便等习惯都是造成土源性线虫感染广泛流行的重要原因。其中，蛔虫是寄生在人体肠道最大的线虫，蛔虫病在国内感染率最高，地区分布也最广，20世纪90年代以前出生的人大便排出一两条蛔虫是很常见的事情。

1988—1992年，我国首次在全国范围内进行了寄生虫病流行情况调查，在30个省（市、区）随机抽样实检1 477 742人，结果显示0~15岁儿童寄生虫感染率为55.3%~73.3%。于是，1992年原卫生部、国家教委、全国爱国卫生运动办公室等部门联合下发了《全国学生常见病综合防治方案》，开始在全国中、小学生中开展集体驱虫和防治寄生虫病的健康教育行动。

经过连续十余年的群防群控，2001—2004年我国进行的第二次寄生虫病流行病学调查结果显示：土源性线虫感染率已大幅度下降至19.56%。据2003年《中国教育》报道，全国城乡中、小学生蛔虫感染率分别从1992年的14.94%和26.60%，降至2000年的1.10%和6.60%，达到了原卫生部和国家教委提出的防治目标。

2014—2016年，我国进行了第三次寄生虫病流行病学调查。结果显示：土源性线虫加权感染率下降至4.49%。感染率最高的是云南（20.06%），其次为贵州（15.58%）和广东（15.24%），一、二类监测点感染率分别为7.00%和4.12%。而上海、黑龙江、河北、北京和山西等三类监测点的土源性线虫感染率为零。

2016—2018年的监测结果显示，这三年全国土源性线虫感染率分别为2.46%、1.78%、1.29%，已降至3%以下，达到历史低点。中、高度流行区仍然主要分布在西南和华南，50%以上的肠道原虫感染者集中分布在西藏、贵州和广西等西部省（自治区）。

从以上数据可以看出，随着我国居民卫生条件、生活习惯和健康意识的持续改善，寄生虫病的发病率迅速下降，在某些地区已达到或接近消灭的防控目标。肠道寄生虫感染早已不是儿童腹痛、厌食或营养不良的常见原因。当孩子有反复腹痛、面色少华、体重不增、磨牙、易惊等症状时，家长不应简单归咎于肠道寄生虫感染，给孩子盲目服用驱虫药，应该适时咨询儿科医生，以免延误诊治。

52 将孩子咳嗽的视频或音频提供给医生

咳嗽是儿科最常见的主诉。咳嗽声音所包含的病理信息是丰富的，若不了解清楚有可能造成误诊。

咳嗽声音提供的最重要的一个信息是：**有痰无痰**。有痰的咳嗽是湿咳，无痰的咳嗽是干咳。一般来说，湿咳比干咳提示的病情严重且复杂。就诊时只有短短的几分钟，孩子不一定会在那几分钟内咳嗽给医生听。所以，家长对孩子咳嗽声音的描述就很重要，而多数家长对咳嗽声音的描述是不准确的。大部分家长不能清楚地辨别孩子有痰无痰，除非看到孩子吐痰，才会肯定地说"有痰"。但有时孩子只是吐出倒流至咽部的鼻涕，并不是真的"有痰"。有时家长会把孩子清嗓子的声音误说成干咳。

咳嗽声音提供的另一个重要信息是：**喘与不喘**。孩子咳嗽是否伴有喘息声，对医生而言有很重要的鉴别诊断意义。但是，家长们所认为的喘息，有三分之一到二分之一并非真正的喘息，而家长所说的"喘"有可能只是孩子在一阵剧烈咳嗽时出现的呼吸急促，而非气道紧缩引起的呼气性呼吸困难。也有家长把鼾声当成"喘"。曾有一位小患者按照哮喘治疗1年余，妈妈始终说孩子大笑后有喘息声，但肺功能复查多次均正常。后来妈妈遵照医生的指示录了一个短视频给医生看，才发现孩子大笑后吸气时发出的声音并不是喘息声。

当然，家长们不必接受如何辨别孩子咳嗽声音的任何医学训练，最简单的方法就是提供孩子咳嗽时的视频或音频。咳嗽的视频资料可以让一些持续性咳嗽立刻明确诊断。

下面是一例通过视频资料得到明确诊断的慢性咳嗽患儿。

王浩东是个清秀腼腆的 12 岁男生，咳嗽 6 个多月了，在当地用过多种抗生素，抗过敏药和多种中成药，没有任何效果。他爸爸递给我几份不同医院的病历，最近一次就诊记录是两周前一家三甲儿童医院的病历，病历这样描述：烟味刺激可诱发阵发性咳嗽，无痰，受凉和运动后阵发性干咳，干咳在入睡前最常发作，严重时持续数小时，似乎有喘息声，伴有额头出汗，但是入睡后不咳嗽。心肺查体阴性，血常规和 X 片未见异常，肺通气功能基本正常，舒张试验阴性，呼出气一氧化氮浓度正常。诊断为"咳嗽变异性哮喘？"处置方法：吸入糖皮质激素和支气管扩张剂，口服抗组胺药。

从病历上描述的咳嗽特点来看，儿科医生通常会首先考虑"咳嗽变异性哮喘"，如果吸入糖皮质激素和支气管扩张剂有效，就支持这一诊断。然而，这个方案对王浩东没有一点效果；相反，在喷吸药物时，会诱发咳嗽或使咳嗽症状加重。

王浩东的咳嗽特点有多处符合咳嗽变异性哮喘的咳嗽特点，但缺少咳嗽变异性哮喘的一个重要特征：夜间咳嗽（确切地说是后半夜咳嗽）。病历描述的"似乎有喘息声"，可能是喘息症状，也可能是家长不能确定的一种异常呼吸声。所以，我建议王浩东的爸爸停用所有药物，录一段王浩东睡前咳嗽的视频，再来复诊。

次日复诊时，王爸爸出示了一段1分钟的视频。视频上，王浩东坐在床上，微微低头，偶尔仰头，他很用力地发出连续的高音调的咳嗽声，一阵咳嗽结束时继续用力呼气，气流快速通过咽喉部发出类似喘息的声音。他仰头的时候，我看到他的鼻翼、嘴角和眉梢有不自主的抽动动作。于是，我确定这不是咳嗽变异性哮喘，而是抽动障碍。

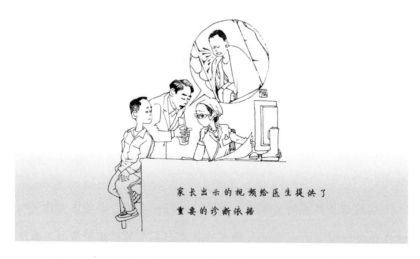

家长出示的视频给医生提供了
重要的诊断依据

王浩东的咳嗽是一种发声性抽动，可因多种因素诱发或加重，比如烟味刺激和冷空气刺激等。发声性抽动一般不会单独发生，大都与运动性抽动（如眨眼、吸鼻、歪嘴角、耸肩、甩臂、抖腿等）并存。由于王浩东的运动性抽动症状不显著，就被爸爸忽视了。由于爸爸未提供面部不自主动作这个情况，医生一般不会将类似咳嗽变异性哮喘特点的咳嗽，作为发声性抽动来考虑。

我为王浩东开了治疗抽动障碍的一线用药，嘱咐他服用 2 周后复诊。同时，交代给家长关于抽动障碍患儿心理疏导和饮食起居的诸多注意事项。2 周后复诊，王浩东的干咳明显减轻，只在精神紧张时出现轻微的数声干咳，睡前的连续咳嗽已经多日不发作了。

53 准确叙述孩子咳嗽的时间特点

咳嗽是一个阵发性的症状。咳嗽发生的时间特点是医生判断病因的重要线索。家长应注意观察：孩子是白天咳嗽还是夜间咳嗽，是早晨起来咳嗽还是整个白天都有咳嗽，是睡前咳嗽还是后半夜咳嗽。

星儿才5岁，每次来看病，都要求自己讲。我发现她比妈妈的叙述更准确。第一次就诊时，妈妈说："她一睡觉就咳嗽。"她马上纠正道："是还没睡着的时候就咳嗽。"按妈妈的描述，星儿是"夜咳"，夜咳是咳嗽变异性哮喘的特点。而按星儿的说法，是"睡前咳"，睡前咳是上气道咳嗽综合征的特点。妈妈笑着认可了星儿，说确实是没睡着时咳嗽，入睡后就不咳嗽了。星儿有过敏性鼻炎病史，根据她的咳嗽特点，我的诊断是"上气道咳嗽综合征"，给予鼻吸糖皮质激素治疗。第二次就诊，妈妈说"孩子睡前基本不咳嗽了，但是这几天睡到半夜会咳嗽一阵儿"，星儿补充说"这几天在幼儿园也咳嗽了"。按妈妈的描述，星儿是"夜咳"，但事实上是"昼夜均咳"。上气道咳嗽综合征容易合并两种疾病，一是咳嗽变异性哮喘，二是呼吸道感染和感染后咳嗽。按照妈妈的描述，应该考虑合并了咳嗽变异性哮喘，但星儿补充的信息说明她合并了呼吸道感染。所以，我没有按照咳嗽变异性哮喘的诊断思路建议她做肺功能检查、呼出气一氧化氮浓度和过敏原测试，而只开了血常规检查，结果发现外周血白细胞和中性粒细胞分类增高，提示细菌感染。经口服抗生素治疗一周后星儿的咳嗽很快缓解。若是星儿没有准确地提供她咳嗽的时间特点，医生可能会开出更多的暂时不必要的检查，也可能会给予原本不必要的过度治疗。

一般来说，急性咳嗽的孩子昼夜都会咳嗽，没有时间规律，而慢性咳嗽大都有时间规律。比如：咳嗽变异性哮喘的咳嗽是夜间咳嗽，上气道咳嗽综合征引起的咳嗽多是晨咳和睡前咳，过敏性咳嗽主要是白天咳嗽，呼吸道感染后咳嗽的特点是昼夜均咳。若家长不能描述咳嗽的时间特点，医生在判断病因时就缺乏了咳嗽时间特点所能提供的病理线索，在处置时就多了些盲目性。当然，家长不能仅仅根据咳嗽的时间特点就自行判断孩子咳嗽的病因。咳嗽病因的确定需要综合多方面的信息来判断。

54 要说清楚孩子是持续咳嗽还是间断咳嗽

持续咳嗽和间断咳嗽的病因是不同的，若是孩子持续咳嗽超过4周，医生会按照慢性咳嗽的诊断思路去考虑该做哪些检查，该用什么药物；若是孩子间断咳嗽，医生会按照反复呼吸道感染的诊断思路去考虑。持续咳嗽是指在一段时间里（通常是数周或数月）孩子每天都有咳嗽症状，而且没有减轻的趋势。间断咳嗽指的是在一段时间里（通常是数月或更长时间）孩子反复出现咳嗽症状，每次咳嗽持续一周到数周，咳嗽逐渐减轻，痊愈后间隔一段时间又开始咳嗽。

然而，家长常常很难说清楚孩子的咳嗽是持续性还是间断性。在关于慢性咳嗽的描述中，儿科医生经常听到家长这样说：孩子的咳嗽好不利索，每天都咳嗽几声，不耽误吃和玩，一感冒咳嗽就加重了。

北辰3岁半，上幼儿园半年多，呼吸道感染了4次，每次咳嗽持续1~2周。咳嗽症状几乎消失的时候，只要送去幼儿园数天，咳嗽就开始加重。北辰妈妈看起来很是疲惫，因为几乎每个月都带北辰看病至少2次。我在北辰的最近一次就诊记录里看到，他的主诉是"咳嗽半年"，诊断是"慢性咳嗽"，已经做过胸部 CT、肺通气功能和呼出气一氧化氮水平监测、过敏原 IgG 和 IgE 水平检测，以及免疫球蛋白水平和淋巴细胞亚群检测。尽管这些检查结果都正常，他的家族并无哮喘病史和哮喘高危因素，北辰的咳嗽特点也不符合咳嗽变异性哮喘的特征，但是医生仍然建议北辰开始吸入糖皮质激素，进行诊断性治疗（这是对慢性咳嗽患儿最常用的诊疗方法）。

北辰妈妈对于连续 8~12 周吸入糖皮质激素的治疗方案心存顾虑，所以来咨询我。我在纸上画了三条线，一条线是波浪形的曲线，代表咳嗽有时轻，有时重，有短暂的缓解期；一条线是由高到低的斜线，代表咳嗽症状开始很严重，然后逐渐减轻；另一条线是由低到高的斜线，代表咳嗽症状越来越重。我问北辰妈妈："哪条线最能代表这半年来北辰的咳嗽症状？"北辰妈妈毫不犹豫地指向波浪线。这说明北辰的咳嗽不是持续咳嗽，而是间断咳嗽。我再问北辰妈妈："孩子每次咳嗽用不用激素雾化？"答："从没有用过，我拒绝用激素。"这说明北辰的咳嗽缓解不是吸入激素的作用，而是自然缓解。那么，在没有咳嗽变异性哮喘的临床特征和哮喘高危因素的情况下，不应对北辰进行 8~12 周的吸入激素治疗。北辰间断咳嗽半年的最可能原因是：反复呼吸道感染。我给北辰开了一种泡水喝的药茶，让他坚持喝 1 个月，同时嘱咐北辰妈妈不要给孩子穿衣盖被太厚，以手脚温暖不出汗为宜。

1 个月后北辰妈妈独自来了，说孩子这几个星期都很好，只是迎风跑几步时干咳 1~2 声，不知要不要吃止咳药。我安慰她，孩子迎风跑干咳 1~2 声,是呼吸道感染后的气道激惹现象,会持续一段时间,不必紧张。

北辰的长期咳嗽是因反复呼吸道感染引起的,由于感染很频繁,咳嗽几乎是持续性的,但咳嗽症状有明显的轻重规律。家长若能如实陈述这个特点,医生若能详细询问咳嗽的规律,就会避免将反复呼吸道感染误以为慢性咳嗽。另外,对学龄儿童的临床研究显示,每 24 小时健康儿童会有 10 次左右的咳嗽。也就是说,学龄儿童每天咳嗽 10 次左右并没有特殊的病理意义,不必干预。若因为轻微咳嗽反复就诊,反倒增加了感染机会,人为造成反复呼吸道感染。不过,若孩子咳嗽症状时轻时重与用药不规律有关,则要由医生来判断是否需要按慢性咳嗽诊治。

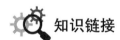 **知识链接**

急性呼吸道感染后咳嗽症状会持续多久?

单纯的急性上呼吸道感染引起的咳嗽,大多能在 1 周内缓解。但急性气管炎和支气管炎引起的咳嗽持续时间相对较长,因为咳嗽受体主要分布在气管和上支气管。研究发现,急性支气管炎患儿中,咳嗽在 2 周内缓解的有 50%,咳嗽在 3 周内缓解的有 40%,另外 10% 的患儿会持续咳嗽 3~4 周才能缓解。若是百日咳杆菌引起的阵发性咳嗽,通常会持续时间更长,与百日咳杆菌抗体阴性的患儿相比,百日咳杆菌抗体阳性的患儿,咳嗽持续的中位数是 112 天(范围 38~191 天)。

55 学龄前儿童反复咳嗽，
要仔细回忆孩子有没有呛咳史

孩子患慢性咳嗽或反复咳嗽，一般都有某种诱因。若孩子在一次剧烈的呛咳之后，咳嗽长期不愈，或反复发生肺部感染，一定要警惕支气管异物。

小美2岁半，反复咳嗽3个多月。初次见她时，她发育良好，但有点苍白，坐在妈妈怀里，很蔫。我听了她的双肺呼吸音，直起腰来说："孩子是肺炎。"小美妈妈立刻就崩溃了，她哭着说："怎么又是肺炎？又是肺炎！孩子到底怎么了……"我看了她带来的两份住院病历，每份病历的诊断都是"肺炎"。第二次住院时做了比较详细的辅助检查，包括肺功能、免疫功能和血培养、病毒系列和特殊感染等检查，结果都是阴性。小美妈妈说孩子一直很好带，只是最近3个多月反复咳嗽，每次咳嗽一听就是肺炎。这样的病史很容易让医生想到"支气管异物"，但小美的两份病历里都记录到：无明显呛咳史。

我一再追问："你仔细想想孩子有没有吃东西呛到过？这个很重要。"小美妈妈肯定地回答："没有。"但一旁的小阿姨犹豫着说："好像是呛到过……"于是，我给小美开了支气管三维重建的胸部CT检查，结果发现支气管内有异物。随后，小美被转到耳鼻喉科，手术取出支气管内的异物，那是半粒葵花籽。异物取出后，小美的肺炎很快治愈，未再复发。

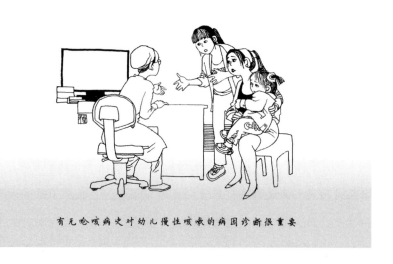

有无呛咳病史对幼儿慢性咳嗽的病因诊断很重要

支气管异物是儿童慢性咳嗽的常见原因之一，大多发生在学龄前儿童，孩子边吃边说话，或边吃边玩，边吃边笑时容易发生误吸，而看护者担心被责怪有可能有意隐瞒孩子发生误吸时的呛咳病史，导致延误诊断。

知识链接

诱因是慢性咳嗽诊断的重要线索

家长若能提供孩子咳嗽的诱因，对于明确诊断是很有帮助的，但很少有家长主动描述孩子咳嗽的诱因。若孩子大哭大笑或运动后出现阵发性咳嗽，可能是咳嗽变异性哮喘或呼吸道感染后咳嗽；若是接触某种物质，或处于某种环境下就咳嗽，而换一个环境就不咳嗽，那很可能是过敏性咳嗽；若是小婴儿吃奶后咳嗽和卧位咳嗽，很可能是胃食管反流引起的咳嗽；若年长儿心情紧张时咳嗽严重，精神放松时不咳嗽，可能是心因性咳嗽。

家长们一般善于陈诉孩子的就诊过程，比如去某某医院看过病，输过液，做过雾化和振动排痰等治疗，却很少能说清孩子用药的具体情况，比如用过什么药，用药后效果如何。

慢性咳嗽的诊断通常需要根据某种药物对患者的疗效来判断。而慢性咳嗽的孩子通常被家长带着在不同医院反复就诊，用药比较复杂，家长确实不易说清用药情况。但是，至少要清楚以下四类药物是否使用过和效果如何。

第一类是抗生素。孩子咳嗽的原因可以大致分为两类：感染性咳嗽和非感染性咳嗽。如果用过抗生素后孩子咳嗽减轻了，说明是细菌感染性咳嗽，或者至少说明那个阶段是有细菌感染存在的。若是规范地用过几种抗生素，咳嗽均无好转，说明非感染性咳嗽的可能性很大。

第二类是支气管扩张剂（就是平喘药）。因为学龄前和学龄儿童慢性咳嗽的首位原因是咳嗽变异性哮喘，用支气管扩张剂治疗1~2周后，咳嗽会明显减轻。若孩子的咳嗽对支气管扩张剂无效，一般来说就不支持咳嗽变异性哮喘这种诊断。

第三类是激素。尤其是雾化剂型的激素（如布地奈德雾化吸入混悬液）。雾化作为呼吸道给药的一种方法，在儿科普遍应用。慢性咳嗽的患儿几乎都做过雾化治疗，但家长很少能说清雾化所用的药物。经雾化给药对慢性咳嗽有鉴别诊断意义的药物只有糖皮质激素，若是激素雾化后咳嗽明显减轻，要考虑咳嗽变异性哮喘、非哮喘性嗜酸细胞性支气管炎和呼吸道感染后咳嗽等。所以，家长应该问清楚孩子雾化时有没有用激素。

第四类是抗组胺药（即抗过敏药，如氯雷他定、盐酸西替利嗪）。抗组胺药能明显缓解的咳嗽，提示是过敏性咳嗽。

总之，慢性咳嗽的诊断向来是一个边治疗边鉴别的过程，这个过程需要医患双方的密切配合。准确的用药信息在患者和医生之间不断地交换和反馈，有利于提高诊断和治疗的效率。

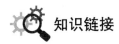 **知识链接**

有些咳嗽可以自然缓解

有些咳嗽是可以不经治疗而自然缓解的。什么样的咳嗽能自然缓解呢？当孩子持续咳嗽超过4周时，仍然有可能自然缓解吗？是的。当孩子的咳嗽有以下两个特征时，咳嗽很可能是可以自然缓解的。一是干咳，二是没有预警征。对于慢性咳嗽（咳嗽持续时间超过4周被称为慢性咳嗽）患儿来说，预警征包括下列内容：咳嗽有痰，咯血，声音沙哑，喂养困难，劳累性呼吸困难，胸痛，喘息，有过敏史，反复肺炎，有上气道疾病比如鼻炎、鼻窦炎、扁桃体和腺样体肥大、鼻息肉等，有严重的胸廓畸形、杵状指（十指尖变粗）、口唇发绀，体重不增，生长发育迟缓，胸片异常，肺功能异常。咳嗽的孩子有上述**任何一种预警征**，就提示咳嗽是由某种特异性疾病引起的，应该进行病因治疗，这种咳嗽不可能自然缓解。

也就是说，虽然孩子持续咳嗽 4 周以上，但干咳无痰，没有任何预警征，这种咳嗽就可能会自然缓解，可以回家观察病情变化，不必立即做更多的检查或治疗。希望家长们能够配合医生，逐渐减少对慢性咳嗽儿童的过度诊疗现象。

57 要了解儿童抽动症状的特点和规律

　　患抽动障碍的儿童一般都有多种抽动动作，抽动症状最显著的特点是此起彼伏（一种症状消失了，又出现了另一种症状），时轻时重。这种特点会令家长焦虑不堪，而家长的焦虑情绪是孩子康复的最大阻力。所以，当孩子被诊断为抽动障碍后，家长首先要做的是了解儿童抽动症状的特点和规律。

　　阳阳是个眉清目秀的小男孩。他4岁时曾有几周的时间频繁眨眼和皱鼻，家长没在意。阳阳5岁生日的时候去公园玩水受凉感冒，咳嗽持续了1周多。此后每天都频繁发出"吭吭"声，似干咳，似清嗓子，他说嗓子里有东西咳不出来。去了两个诊所，都诊断"咽炎"，但治疗无效。妈妈怀疑阳阳嗓子里有异物，但耳鼻喉科检查并未发现异物。于是，阳阳的家人暂时不再理会。然而，1个多月后，"吭吭"声消失了，阳阳又出现了新的症状：噘嘴、翻眼睛，最显著的动作是扭脖子，妈妈问他为什么要扭脖子，阳阳答"脖子难受"。这些"小动作"越来越频繁，屡禁不止。阳阳妈妈认为他可能患了"多动症"。

　　在我的诊室里，阳阳妈妈要求给孩子做个多动测试，而阳阳安静地坐在我对面的小椅子上，表情自如，对答流利，一点也不多动。

阳阳的症状并不属于"多动"，而是抽动，这种抽动曾被称为"多发性抽动"和"抽动－秽语综合征"，现在的病名是"抽动障碍"。

一位法国神经科医生 Gilles de la Tourette 于 1885 年首次描述了这种疾病，近十几年来儿童抽动障碍的发病率在逐年上升。家长们很疑惑孩子为什么会得这种病，而医学也无法确切地解释儿童抽动发生的原因和机制。目前医学界公认抽动障碍属于儿童心理行为的发育异常，根据抽动部位的不同分为**运动性抽动和发声性抽动**。

家长们都注意到：孩子的一种动作消失后，很快代之以另一种动作。这正是抽动的特点：**症状的漂移性和多变性**。抽动症状可能发生于全身各部位的肌肉。若只有一组肌肉快速收缩，则表现为简单抽动；若一组以上的肌肉快速协调地运动，则表现为复杂抽动。简单抽动的动作持续时间一般在 1 秒以内，复杂抽动的动作持续时间可达数 10 秒。有时候，简单抽动和复杂抽动两种症状难以截然区分。常见的抽动症状见表 1。

表 1　抽动的分类

抽动类型	简单抽动	复杂抽动
运动性抽动	眨眼、斜眼、皱眉、扬眉、张口、伸舌、噘嘴、歪嘴、舔嘴唇、皱鼻、点头、仰头、摇头、转头、斜颈、耸肩、动手指、搓手、握拳动手腕、举臂、伸展或内旋手臂、动脚趾、伸腿、抖腿、踮脚、蹬足、伸膝、屈膝、伸髋、屈髋挺胸、收腹、扭腰等	挤眉弄眼、扮"鬼脸"、眼球转动、旋扭手指、甩手、拍手、挥舞上臂、刺戳动作、四肢甩动、用拳击胸、弯腰动作、下颌触膝扭动躯干、跳动、下蹲、跪姿、踢腿、靠膝、踩脚、蹦跳、扔、敲打、触摸、嗅、修饰发髻、走路转圈、后退动作等
发声性抽动	单音、吸鼻声、吼叫哼哼声、清嗓子、咳嗽声、吱吱声、尖叫声、喊叫声、咕噜声、吐唾沫、吹口哨声、吸吮声、犬吠声、鸟叫声等	单词词组、短语、短句、重复单词或短语、重复语句、模仿言语、秽语等

部分抽动患儿有先兆症状。研究发现 40%~50% 的患儿在抽动之前有身体局部的不适感，比如痒、痛、热、冷、压迫感等，这种不适感就是感觉性抽动，是运动性抽动的先兆症状（年长儿多见）。阳阳在频繁发出"吭吭声"时，表示"嗓子里有东西咳不出来"，频繁扭脖子时，自诉"脖子难受"，这种咽部和颈部的不适感，就是**感觉性抽动**。

年长些的患儿有暂时控制抽动症状的能力。在某些特定场合（比如就诊时），孩子可以暂时忍住身体的不适感（如痒、疼、尿意等），不使抽动症状发生。但忍住片刻之后，会有更严重的失控的抽动发作。经常有家长对我说：一到你这儿就不抽动了，一出这个门就疯狂地抽动。阳阳在诊室里的安静状态，就是努力控制自己抽动症状的表现。

儿童抽动症状的漂移性和多变性有以下几个规律：

第一，**从头部到全身**。抽动部位一般按照"头面部 – 颈 – 肩 – 躯干 – 四肢"的顺序发生。眨眼、皱鼻、噘嘴等面部小动作通常是最早出现的抽动症状，最容易被家长忽视，如阳阳4岁时的眨眼和皱鼻症状。

第二，**从简单到复杂**。比如从眨眼到眼球转动、挤眉弄眼。从耸肩抖腕到挥舞上臂再到四肢甩动，从清嗓、呻吟到重复语言或秽语。阳阳4岁时有过简单的眨眼动作，5岁时表现为复杂的眼球转动。

第三，**从一种到多种**。患者不断有新的抽动形式出现，新的抽动形式或取代旧的抽动症状，或叠加在旧的抽动症状之上。发声性抽动通常出现于运动性抽动之后，如阳阳第一次抽动表现为眨眼和皱鼻，第二次抽动有了发声性抽动（吭吭声）。

第四，**症状时轻时重**。抽动症状可突然增多，也可暂时或长期自然缓解。阳阳4岁时的抽动症状自然缓解，半年之后再次出现，而且症状增多。

儿童抽动障碍是一种慢性病，家长了解了这种疾病的症状特点和规律，才能做好和孩子一起长期面对这种疾病的心理准备。

58 要选择适合孩子病情的治疗方法

抽动障碍有多种治疗方法。除了药物治疗，还有心理疗法、行为治疗和神经调节疗法。孩子病情不同，医生选择的治疗方案也不同。盲目地过度治疗并不能取得更好的效果。

李力11岁，患抽动障碍已5年。他的抽动症状并不多，仅表现为咧嘴，眨眼，偶尔有眼球转动，多次抽动评估总分均小于25分。虽为轻度抽动（对抽动严重程度的评估有多种抽动分级量表，各有优缺点。最常用的是1989年leckman等发表的耶鲁综合抽动严重程度量表，分度标准：<25为轻度，25~50为中度，>50为重度），但持续无症状时间小于2个月。也就是说，5年来，大部分时间李力都有抽动症状。所以，李力妈妈很焦虑，带着他四处求医，从县医院、市医院，到省里多家三甲医院，再到首都的多家三甲医院，无论公立医院还是私立医院，综合医院还是专科医院，他都去过。

最初，李力在县医院就诊，服过1个月中药，抽动症状基本消失。停药2周时又出现抽动症状，于是去市中心医院就诊，连续服用一种中成药2个月，抽动缓解。不久，他因感冒再次诱发抽动，在省城多家综合医院就诊后，有医生建议李力做脑电生物反馈治疗（一种神经调控技术），但因为治疗不方便而作罢。也有医生建议给李力服用治疗抽动障碍的一种西药：硫必利。李力妈妈初步了解了硫必利的可能副作用之后，勉强同意给李力服用。服用硫必利1周余，抽动症状基本消失，但李力开始贪睡，写作业时反应迟钝，所以仅服用2周硫必利就停药了。停药后，李力妈妈每天都在忐忑中度日。不出所料，一次数学小测验后，因成绩滑坡被老师批评，李力的抽动症状再次出现。于是，李力妈妈带着他上北京，去北京儿童医院、北京协和医院、首都医科大学儿科研究所等处看了多次专家门诊，结果却很失望。因为李力是轻度抽动障碍患者，专家们并不推荐使用抗抽动的西药，只是建议家长对李力多加心理疏导。可李力妈妈对此并不满意。她认为应该寻找更有力的治疗方法。在北京中医研究院看了专家门诊后，带回1个月的复方中药。但是，这次李力拒绝服药。

回到家，李力妈妈在电视广告上得知省城有个私立儿童精神神经专科医院，于是再度来到省城，在那家私立医院就诊，接受了经颅微电流刺激治疗（一种神经调控技术）。没想到，这种昂贵的治疗并未减轻李力原有的抽动症状，李力又出现了发声性抽动：频繁清嗓子。这种高音调的声音刺激使李力妈妈越发焦虑。

李力妈妈在回忆多年来的求医历程时，那些不愉快的事件一一浮现：丢钱包，丢手机，误工，误车，突遇暴雨，彻夜排队挂号，长久地排队候诊，一次次缴费取药，日复一日监督孩子吃药……自己事业的放弃，家庭巨大的花费……李力妈妈泪流满面，说自己受多少苦都能忍，最不能忍受的是孩子的抱怨和疏远。5年来的节假日，孩子的小小愿望（如去海边，去野生动物园，去漂流，去迪士尼乐园，去夏令营）都没能实现，取而代之的是一次次就诊经历。

事实上，李力的抽动情况并不严重，不需要过多干预。

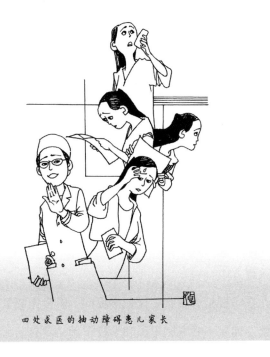

四处求医的抽动障碍患儿家长

每一位家长都希望自己的孩子优秀和完美。所以，家长们不能容忍孩子的这些"小动作"，迫切要求尽快消除抽动症状。然而，至今仍没有任何一种药物能够消灭抽动症状。针对抽动的治疗目的是控制抽动，使之不影响患者的社交活动，而不是消灭抽动。家长们会问为什么治疗的目的不是消灭抽动？医生只能无奈地回答：因为目前还没有能消灭抽动的疗法。

关于抽动障碍的治疗，各国指南推荐的方法大同小异。由轻至重依次选用心理疗法、行为疗法、药物疗法和神经调节疗法。一个不容忽视的原则是：心理治疗和药物治疗必须并重。

　　心理治疗：患者虽然起病年龄小（学龄前期），但不能忽略他们的心理压力。经常被表扬和经常被批评的孩子都有较大的心理压力。经常被表扬的孩子心理压力更大，因为越是被表扬的孩子，就越是想维持自己的优秀，越怕不完美。相当一部分抽动患者都有一位焦虑型的妈妈。所以，心理治疗必须同时针对家长，尤其是妈妈来进行。当孩子有抽动动作时，家长试图通过各种惩罚减轻患儿抽动，结果往往适得其反。家长自身的焦虑情绪也应予以适当的干预。

　　心理疗法的目的是消除孩子的病耻感，使家长、老师和同学不嘲笑和指责抽动患儿的小动作，让孩子有正常的社交活动。在家庭教育中，家长应细心体察孩子的心理状态，耐心引导，要避免简单粗暴的教育方法。

　　患儿在学校精神紧张（比如被提问）时发作频繁，剧烈运动后发作频繁。如果不做家庭干预和学校干预，单靠药物不会有满意的疗效。

　　行为疗法：针对抽动患儿的行为疗法包括正性强化、消退法、密集练习、放松训练、自我监督等。这种疗法适合有明确感觉性抽动，能够识别抽动先兆的年长儿。需要专门的行为训练师根据孩子的抽动症状设计行为训练方案。但是，行为训练专家少，花费大，耗时长，所以可行性较差。有研究显示，行为疗法与单纯心理疗法的近期疗效接近，但远期疗效好于单纯的心理治疗。不过，行为疗法对发声性抽动无效。

药物治疗：中国2017年治疗儿童抽动障碍的诊疗指南推荐了4种一线药物和1种二线药物（表2），疗程1~2年。初始治疗2~4周，达到治疗量以后维持1~3个月，然后减量维持6~12个月，逐渐减停1~3个月，总疗程1~2年。

表2 治疗抽动障碍的常用药物

药名	作用机制	起始剂量	治疗剂量	常见不良作用	备注
硫必利	D_2受体阻滞	50~100 mg/d	150~500 mg/d	头晕、乏力、嗜睡、胃肠道反应等，少而轻	一线药物，有TD适应证
舒必利	D_2受体阻滞	50~100 mg/d	200~400 mg/d	镇静、嗜睡、体质量增加、轻度锥体外系反应	一线药物，标签外用药
阿立哌唑	D_2受体部分激动	1.25~2.50 mg/d	2.5~15.0 mg/d	头痛、失眠、易激惹、焦虑、嗜睡、胃肠道反应	一线药物，标签外用药

药名	作用机制	起始剂量	治疗剂量	常见不良作用	备注
可乐定	α_2受体激动	每周1mg	每周1~2mg	镇静、头晕、头痛、乏力、口干、易激惹、嗜睡、直立性低血压、P-R间期延长	一线药物（TD+ADHD），有TD适应证
氟哌啶醇	D_2受体阻滞	0.25~0.50mg/d	1~4mg/d	嗜睡、锥体外系反应	二线药物，同服等量盐酸苯海索，有TD适应证

引自：儿童抽动障碍诊断与治疗专家共识（2017实用版）。

当西医治疗方法不完美的时候，中医药是另一种选择。大多数家长因担忧抗抽动西药的副作用（各种抗抽动西药的副作用发生率为20%~30%），愿意尝试中医治疗。中医药也能控制抽动症状，但同样不能阻止抽动复发。与西药相比，中药治疗的优点是不良反应少，缺点是口感不好，长期服药困难。

神经调节疗法：药物治疗效果不佳时，可联合使用神经调控技术，包括神经生物反馈、经颅微电流刺激和深部脑刺激。脑电生物反馈治疗无创，疗效不确定。经颅微电流刺激不良反应小，证据质量较差。深部脑刺激只用于难治性的抽动障碍，且仅用于难治性患者的试验性治疗。

按照指南推荐的治疗方案，有轻度抽动症状的李力仅需要心理疏导，不需要药物干预。但李力妈妈带李力过度求医、过度服药、不规则使用西药，甚至使用了神经调节疗法，却唯独忽略了心理疗法。

关于抽动障碍的治疗，家长应知的信息如下：

1.轻度抽动患儿仅给予心理治疗，中重度抽动患儿应药物治疗和心理行为治疗并重，难治性抽动可尝试神经调节治疗，深部脑刺激和手术是仅针对难治性抽动的试验性治疗；

2.单靠药物治疗或神经调节治疗，效果都不好，一定要重视心理治疗；

3.控制好自己的情绪，避免家庭的紧张氛围对孩子产生不良影响；

4.尽量避免抽动的诱发因素（常见的诱发因素见下文），减少复发；

5.治疗目的是控制抽动症状，不是消灭抽动，因为没有药物能消灭抽动。

59 要努力避免诱发抽动的危险因素

孩子的抽动症状可能短期或长期缓解，但不能保证不再复发。因为诱发抽动的危险因素有多种，家长应努力避免诱发孩子抽动发作的危险因素。

商义的奶奶微信发给我一大段信息，叙述了小孙子的病情，预约我下周的门诊。奶奶的描述很细致，我一下子就想起了商义的样子。那是个活泼可爱的男孩子，8岁时初诊，未走进诊室，我已听到他发出的有点怪异的声音，那次他扭脖子、耸肩的动作幅度很大很频繁，孩子不停地说"奶奶我不想动，可是没办法不动，奶奶你抱住我吧，别让我动"。虽然他抽动评估为重度，但是治疗效果不错，心理疏导加中药治疗2个月后完全缓解，随后的半年多时间无症状。9岁时复发，又服用中药2个月。那次，我告诉奶奶：心理疏导是一项长期的家庭工作，不能因为孩子没有症状而放松，奶奶表示理解。之后2年多，商义一直处于临床控制状态。每逢中秋和春节，奶奶都发来问候信息，并对小孙子的良好状态表示满意。眼下，11岁的商义临近小升初，由于作业多、考试多，抽动症状又复发了。

抽动障碍患儿的复发病例很常见。壮壮8岁，第二次抽动复发。

复发原因：看《战狼Ⅱ》诱发。俊青7岁半，5岁半发病。6岁半第一次复发，7岁半第二次复发，每次复发的诱因都是过敏性鼻炎。于斌10岁，6岁发病，今年第四次复发。前两次是因为急性扁桃体炎诱发。第三次复发因自主停药导致，本次是因为在全市数学竞赛中获奖，全校大会上受到校长表扬而过于兴奋导致复发。荣毅11岁，8岁发病，第三次复发。第一次因感冒诱发；第二次与同学争吵后诱发；第三次，被爸爸严厉训斥后复发。

有研究显示，抽动障碍患儿随访1年内的复发率约为30%。但由于长期随访患者的困难性，抽动的复发率应该远远高于文献报道。而且抽动的复发率会随着病程延长而增加。

抽动障碍确切的病因虽不清楚，但可以明确的是，有多种诱因能导致抽动复发或加重。如紧张、焦虑、生气、惊吓、兴奋、运动、疲劳、被提醒、外伤、过敏、伴发感染，或用药不规范等。当孩子注意力集中、精神放松、情绪稳定时，抽动症状会减轻或缓解。

为了降低抽动复发的风险，家长应该了解的家庭管理事项如下：

1. 避免简单粗暴的教育方法，努力缓解孩子的心理压力，帮助孩子正确应对各种压力；

2. 遵医嘱规律用药，不擅自停药；

3. 积极预防呼吸道感染，家人有感染症状时要与孩子做好隔离；

4. 避免剧烈运动和疲劳，避免过于兴奋（如玩激烈的游戏，看激烈的枪战片）；

5. 避免摄入刺激性食物，如太辣、太酸、太凉、太咸、太甜等，过敏体质者避免接触过敏原。

良好的家庭管理可以降低孩子抽动复发的风险。在抽动障碍患者的长期管理过程中，家长所起的防治作用大于医生。面对抽动的患儿，家长必须先武装自己，才能更好地保护孩子。

60 要了解儿童抽动的共患病和一般结局

　　抽动本身对儿童的身体健康并无直接影响，但抽动患儿的共患病对孩子的身心健康影响很大。大多数孩子的抽动症状随年龄增长有自然缓解的趋势，但抽动障碍的共患病不可能自然缓解。有共患病时，治疗共患病比治疗抽动更重要。

　　杨梓昊在一次次复诊中渐渐长大。15 岁的他身高 1.75 米，戴着一副长方形宽边黑框近视眼镜。杨梓昊敏感、聪明。首次就诊时他 6 岁。那次我对他的妈妈详细交代了有关病情评估、家庭管理和治疗预后等信息，回家后他几乎全部能复述出来。谁也不知道当时 6 岁的他对自己复述的医学知识有多少认识，但他的聪明伶俐让妈妈心疼到流泪，也让我大为吃惊。

　　杨梓昊属于抽动障碍分类中的 TS 型，抽动症状有时发作很严重，严重到不仅影响社交活动，而且影响日常生活，以至于初一年级的后半学期，他不得不休学在家。

　　杨梓昊用药规范，依从性良好，无奈疗效不好，属于一小部分难治性抽动患者。但是，对于杨梓昊而言，抽动本身并不是最糟糕的状况，最糟糕的是合并抑郁症状。杨梓昊的妈妈心痛地说，孩子常有抑制不住的自杀念头。虽然我已经介绍他去看心身科的一位专家，针对抑郁制定治疗方案，但是杨梓昊母子从心理上抗拒这么做，也拒绝继续服用抗抽动的西药。我斟酌片刻，给他开了针对抑郁的中药复方，建议他可以继续做经颅微电流刺激。同时，反复强调目前的治疗重点是抗抑郁，抗抑郁比抗抽动更重要，更迫切。

看着杨梓昊和他妈妈走出诊室的背影，我深感惋惜。

抽动症状可能会在孩子的整个学龄期反复发作。一般而言，抽动症状在青春期（10~14 岁时）表现得最为严重。大多数抽动障碍患者在青春期之后抽动发作会逐渐缓解。只有极少数患者的抽动症状会持续到成年期。杨梓昊就是这极少数患者之一。

约 50% 抽动障碍患者共患一种或多种心理行为障碍，最常见的是注意力缺陷多动障碍（ADHD）和强迫障碍（OCD），以及情绪障碍、睡眠障碍、品行障碍、学习困难等。抽动障碍分型中的 TS，共患病发生率最高，可达 90%。杨梓昊的共患病是严重的抑郁症状。

需要强调的是：**抽动症状可以暂时或长期自然缓解，但共患病很难自然缓解。**共患病的危害大于抽动症状本身。对杨梓昊而言，最严重的问题不是抽动，而是抑郁。

当孩子对药物治疗无反应时，家长应该明确以下问题：药物剂量是否已达治疗量？ 服药是否坚持？ 是否心理疏导和药物治疗并重？是否有共患病？

家长应该明白，有两种情况需要接受神经精神专科治疗：一，药物不能控制抽动症状时；二，患者有共患病时。

杨梓昊经规范的药物治疗无效，且共患抑郁，应该转到神经精神科接受专科治疗。家长们对神经精神专科往往有抵制心理，可能因为孩子的抽动症状是可见的，而情绪障碍常常是隐蔽的。所以，家长们容易对抽动症状更重视，而忽略情绪障碍的危害性导致延迟转科诊治。

杨梓昊的妈妈总是自责没有早期重视孩子的抽动问题，后悔忽略了他5岁时的抽动症状，直到6岁时抽动症状增多才带他就诊。她一遍遍问我：如果及时发现及时治疗，是不是就不会这么严重？

事实上，抽动障碍的短期临床疗效并不能反映长期后果。就是说，没有证据显示早期治疗可以改善抽动障碍患者的预后。有研究发现，不同的抽动症状也不能预测治疗反应和预后，也就是说：简单抽动不一定比复杂抽动的患者治疗效果好。

关于儿童抽动障碍的一般结局，家长应该了解如下信息：

1. 抽动障碍患者青春期症状最重，大多数患者的抽动症状在青春期后逐渐减轻，极少数患者抽动症状会持续到成年期；

2. 短期的治疗效果不能反映长期预后；

3. 最糟糕的不是抽动本身，而是抽动障碍的共患病，共患病的危害大于抽动本身；

4.共患病不会自然缓解，需要转神经精神专科进行治疗。

绝大部分的抽动障碍患儿预后良好，甚至曾有专家认为抽动是一种可以自愈的疾病，根本不需要治疗。然而，关于抽动障碍的远期预测很少有报道，目前仍无法准确预测一个抽动患儿的预后。有个别研究显示：儿童期的严重抽动、合并强迫症、精细运动能力低下、尾核变小的孩子，抽动症状很可能会持续到成年期。

参考文献

1. 程红群，陈国良，蔡忠军. 自卫性医疗行为研究进展. 卫生软科学，2003，17（1）：18-20.

2. 程红群，陈国良，蔡忠军，等. 自卫性医疗行为的成因及对策. 中国医院管理，2003，23（10）：3-5.

3. 张文双. 儿科抗生素使用情况. 中华实用儿科临床杂志，2016，1（4）：275-278.

4. 汪向军，李胜昌，李水娟. 家长对儿童使用抗生素认知行为的调查. 现代医药卫生，2014，30（11）：1749-1750.

5. 杨琳，王文琰. 关于家长对于儿童使用抗生素认知行为的调查. 中国社区医师，2012，14（22）：38.

6. 丁李路，孙维帅，李越，等. 农村儿童家长抗生素认知态度与使用行为分析. 中国公共卫生，2015，31（9）：1109-1112.

7. 刘美玲，张小同，杨莉丽. 家长对于儿童使用抗生素认知行为的调查分析. 儿科药学杂志，2009，15（2）：34-36.

8. 郑跃杰. 细菌耐药与微生态平衡. 中华实用儿科临床杂志，2016，31（4）：272-274.

9. Jakobsson HE, Jernberg C, A ndersson AF, et al. Short-term antibiotic treatment has differing long-term impacts on the human throat and gut microbiome. PLoS One, 2010, 5（3）：e9836.

10. Bj Rkst NB, Sepp E, Julge K, et al. Allergy development and the intestinal microflora during the first year of life. J Allergy Clin Immunol, 2001, 108（4）: 516-520.

11. Abrahamsson TR, Jakobsson HE, Anderson AF, et al. Low diversity of the gut microbiota in infants with atopic eczema. J Allergy Clin Immunol, 2012, 129（2）: 434-440.

12. Wang M, Karisson C, Olsson C, et al. Reduced diversity in the early fecal microbiota of infants with atopic eczema. J Allergy Clin Immunol, 2008, 121（1）: 129-134.

13. Forno E, Onderdonk AB, McCracken J, et al. Diversity of the gut microbiota and eczema in early life. Clin & Mol Allergy, 2008, 6（9）: 11. doi: 10.1186/1476-7961-6-11.

14. Marra F, Marra CA, Richardson K, et al. Antibiotic use in children is associated with increased risk of asthma. Pediatrics, 2009, 123（3）: 1003-1010.

15. Foliaki S, Pearce N, Bj ö rkstén B, et al. Antibiotic use in infancy and symptoms of asthma, rhinoconjunctivitis, and eczema in children 6 and 7 years old: International Study of Asthma and Allergies in Childhood Phase Ⅲ. J Allergy Clin Immunol, 2009, 124（5）: 982-989.

16. 王文建，郑跃杰. 肠道菌群与中枢神经系统相互作用及相关疾病. 中国微生态学杂志, 2016, 28（2）: 240-245.

17. Diaz Heijtz R, Wang S, Anuar F, et al. Normal gut microbiota modulates brain development and behavior. Proc Natl Acad Sci USA, 2011, 108（7）: 3047-3052.

18. Cryan JF, Dinan TG. Mind-altering microorganisms: The impact of the gut microbiota on brain and behavior. Nat Rev Neurosci, 2012, 13（10）: 701-712.

19. Hallmayer J, Cleveland S, Torres A, et al. Genetic heritability and shared environmental factors among twin pairs with autism. Arch Gen Psychiat, 2011, 68: 1095-1102.

20. 闻芳. 肠道微生物与孤独症谱系障碍关系的研究进展. 中国妇幼保健, 2018, 33（14）: 3358-3360.

21. Niehus R, Lord C. Early medical history of children with autism spectrum disorders. J Dev Behav Pediatr, 2006, 27: S120-S127.

22. de Theije C G, Wopereis H, Ramadan M, et al. Altered gut microbiota and activity in a murine model of autism spectrum disorders. Brain Behav Immun, 2014, 37: 197-206.

23. Mölstad S. Cars O. Major change in the use of antibiotics following a National programme: Swedish Strategic Programme for the Rational Use of Antimicrobial Agents and Surveillance of Resistance（STRAMA）. Scand J Infect Dis, 1999, 31（2）: 191-195.

24. Lee GC, Reveles KR, Attridge RT, et al. O utpatient antibiotic

prescribing in the United States：2000 to 2010. BMC Med，2014，12：96.

25. 朱启镕. 儿童安全合理使用抗生素的重要性和紧迫性. 中华儿科杂志，2009，47（11）：811-813.

26. 刘晟，张亚丽，蔡海芳. 婴儿大肠埃希菌肺炎临床特点及耐药性分析. 临床儿科杂志，2014，32（3）：228-231.

27. 2014 至 2017 年中国儿童及新生儿患者细菌耐药监测研究全国细菌耐药监测网流行病学调查. 中华医学杂志，2018，98（40）：3279-3287.

28. 董方，王艳，刘锡青，等. 2009-2015 年北京儿童医院临床分离细菌的分布及耐药性监测. 中国感染与化疗杂志，2017，17（1）：61-70.

29. 周天文，徐莹，朱伟斌. 发热患儿父母焦虑状况调查. 河北医药，2012，34（1）：119-120.

30. 陈玉兰，张健，黄金叶，等. PICU 危重患儿父母焦虑状态分析及护理干预. 齐鲁护理杂志，2016，22（14）：79-80.

31. 刘晓峰. 情绪感染的内涵及其研究现状. 江苏师范大学学报（哲学社会科学版），2015，41（2）：139-144.

32. 周婷，易春丽. 行为抑制性、父母特质焦虑与学龄前儿童行为问题的关系. 中国临床心理学杂志，2016，24（5）：828-832.

33. 章丽丽，刘毅梅，吴燕玲，等. 孤独症谱系障碍儿童干预成效与父母焦虑抑郁状态变化的关系. 中国妇幼保健，2017，32（9）：1895-1897.

34. 邱敏. 家长心理干预对肾病综合征患儿康复及其家长焦虑状况的影响. 当代护士, 2018, 25 (11): 122-123.

35. 杜玉华, 洪昭毅, 盛晓阳, 等. 情绪紧张对儿童细胞免疫功能的影响. 临床儿科杂志, 1997, 15 (6): 11-412.

36. 陈立文, 茹茉莉, 朱洋君, 等. 反复呼吸道感染儿童情绪障碍对照研究. 中国妇幼保健, 2010, 25 (18): 2504-2506.

37. Yannan Zhu, Xu Chen, Hui Zhao, et al. Socioeconomic status disparities affect children's anxiety and stress-sensitive cortisol awakening response through parental anxiety. Psychoneuroendocrinology, 2019, 103: 96-103.

38. 贺琼, 王争艳, 王莉, 等. 新入园幼儿的皮质醇变化与上呼吸道感染的关系: 气质的作用. 心理学报, 2014, 46 (4): 516-527.

39. Sabrina Suffren, Mélissa Chauret, Marouane Nassimetal. On a continuum to anxiety disorders: Adolescents at parental risk for anxiety show smaller rostral anterior cingulate cortex and insula thickness. Journal of Affective Disorders, 2019, 248: 34-41.

40. Cimpello LB, Goldman DL, Khine H. Fever pathophysiology. Clin Pediatri Emerg Medic, 2000, 1 (2): 84-93.

41. Karwowska A, Nilssen-Jordan C, Johnson D. Parental and health careprovider understanding of childhood fever: A Canadian perspective. CJEM, 2002, 4 (6): 395-400.

42. Rakus, Krzysztof. Conserved fever pathways across vertebrates: a herpervirus expressed decoy TNF−α receptor delays behavioral fever in fish. Cell Host & Microbe, 2017, 21（2）: 244.

43. Boltana, Sebastian. Behavioural fever is a synergic signal amplifying the innate immune response. Proc Biol Sci, 2013, 280（1766）: 1381.

44. 程莺燕, 厉瑛, 桂莉, 等. 154例发热儿童家长知信行的调查分析. 解放军护理杂志, 2009, 26（3A）: 32−35.

45. 林惠珍, 黄新平. 不同腋温测试法对幼儿体温测定结果的影响. 护理研究, 2000, 14（6）: 255.

46. 何朝珠, 刘宇, 段思琴, 等. 患儿3种测量体温方法的临床效果比较. 江西医学院学报, 2009, 49（11）: 75−78.

47. 罗双红, 舒敏, 温杨, 等. 中国0至5岁儿童病因不明急性发热诊断和处理若干问题循证指南（标准版）. 中国循证儿科杂志, 2016, 11（2）: 81−96.

48. 沈纪川, 高洁, 徐巧华, 等. 某地基层医疗机构发热病例退热药和激素使用现况. 热带医学杂志, 2017, 17（6）: 821−824.

49. 李连新. 我院发热门诊对儿童家长安全用药知识认知行为调查. 中国医药导报, 2011, 13（6）: 1102−1104.

50. 王硕, 黄小娜, 王慧珊, 等. 全国1~3岁儿童饮食行为问题流行病学调查分析. 中国儿童保健杂志, 2012, 20（2）: 109−111.

51. Bryant−Waugh R, Markham L, Kreipe RE, et al. Feeding and

eating disorders in childhood. Int JE at Disord, 2010, 43（2）: 98-111.

52. 张红兵, 张香美, 胡云霞, 等. 内源因素在儿童进食行为中的作用. 中国妇幼保健, 2014, 29: 1970-1972.

53. 赵职卫, 徐海青, 戴琼, 等. 喂养人喂养行为对婴幼儿喂养困难影响的研究. 中国儿童保健杂志, 2013, 21: 262-265.

54. 中国营养学会. 食物与健康: 科学证据共识. 北京: 人民卫生出版社, 2016.

55. 汪之顼, 盛晓阳, 苏宜香.《中国0~2岁婴幼儿喂养指南》及解读. 营养学报, 2016, 38（2）: 105-109.

56. 梁爱民, 刘春阳, 刘纪平. 换乳期添加其他乳类过程中父母焦虑情绪分析. 中国实用儿科杂志, 2003, 18（11）: 693-694.

57. 金星明. 发育行为儿科学中的婴幼儿营养与喂养. 中国儿童保健杂志, 2014, 22（9）: 897-899.

58. 金星明. 我国儿童饮食行为问题现状及研究进展. 中国实用儿科杂志, 2013, 28（2）: 99-101.

59. Cava JR, Sayger PL. Chest pain in children and adolescents. Pediatr Clin North Am, 2004, 51（6）: 1553-1568.

60. Hanson CL, Hokanson JS. Etiology of Chest pain in children and adolescents referred to cardiology clinic. WMJ, 2011, 110（2）: 58-62.

61. 孙玉婵, 韩信波. 心脏神经症患儿222例社会-家庭-心理因素调查分析. 中国实用儿科杂志, 2003, 18（6）: 358-359.

62. 魏文，吕敏，张健，等．以胸闷为主诉的不典型支气管哮喘患儿激发试验前后的肺功能特点．中国当代儿科杂志，2015，17（7）：702-705.

63. 蔡慧，金美玲．不典型哮喘诊断和治疗的临床思维．内科理论与实践，2018，13（3）：181-183.

64. 李杨，谢晓丽，熊励晶，等．24小时食管pH监测在儿童疑诊胃食管反流病不同临床表现中的应用．临床与病理杂志，2019，39（2）：344-348.

65. 金靖．小儿胃食管反流患儿的临床特点与护理干预．中外医疗，2019，36：127-129.

66. 张田，丁召路，张晶．儿童胃食管反流病随访研究．中华实用儿科临床杂志，2015，19：1476-1478.

67. 应瀛，焦勤．72例儿童骨与关节化脓性感染的临床分析．中华医院感染学杂志，2004，14（9）1013-1015.

68. 王红波，李素英，王新会，等．MRI在急性化脓性骨髓炎早期诊断中的应用及临床意义．河南外科学杂志，2015，21（1）：23-24.

69. 李晶，毛萌．进行性肌营养不良基因治疗研究进展与展望．中国实用儿科杂志，2014，29（7）：555-558.

70. 成胜权，强欢，曹玉红，等．儿童进行性肌营养不良的临床及病理特征．中国当代儿科杂志，15（8）：649-652.

71. 陈颖丹，周长海，朱慧慧，等．2015年全国人体重点寄生虫病现状调查分析．中国寄生虫学与寄生虫病杂志，2020，38（1）：5-15.

72. 陈颖丹，黄继磊，朱慧慧，等．我国土源性线虫从高感染到低感染水平的防治历程．中国寄生虫学与寄生虫病杂志，2019，37（4）：395-398.

73. 全国人体重要寄生虫病现状调查办公室．全国人体重要寄生虫病现状调查报告．中国寄生虫学与寄生虫病杂志，2005，23（5）：332-340.

74. 中华医学会儿科学分会神经学组儿童抽动障碍的诊断与治疗建议．中华儿科杂志，2013，51（1）：72-75.

后 记

可爱的稚子

每次走向儿科门诊的路上，想到狭窄的走廊上排队等候的家长因重复就医而焦灼不安，因优先对象插队而争执不下，孩子们因不适和恐惧而肆意哭闹，我总会不由自主地深吸一口气，做好应对混乱局面的心理准备。然而，总有些温暖瞬间是属于儿科诊室的特殊体验，那是对儿科医生的额外补偿。

【你比我妈妈还温柔】

5岁的小女孩，皮肤白净，眼睛黑亮。当我听诊时，她坐直了身子，挺着小胸脯。这样的姿势于我的听诊是最舒适的了。很多大孩子都不知道这样子配合我。再小些的孩子则会在我听诊时下意识弯腰含胸，制造些困难，让我不能顺利地将听诊器胸件放在正确的位置。于是我心里很喜爱这个乖巧的小女孩。开完处方交代过注意事项之后，她的妈妈指示她谢过医生。这个小女孩口齿清楚地对我说"谢谢医生"，稍一停顿，补充说"你比我妈妈还要温柔"。我立刻直起腰大乐。这小女孩一定感知了我对她的喜爱了，因此也如此喜欢我。

家长的好听的话有时候是奉承，有时候是真心感激，我分得清。孩子的好听的话全是出自童心真实的感受，这是对我的最高奖赏。

【你也来让大妈妈看】

"大妈妈，我又来了"，4 岁的赵嘉兴虎头虎脑地先于妈妈走进诊室。半年没见，他长高了，超重的身材略瘦了些，圆圆的肚子在薄薄的 T 恤下面微微隆起。他让我检查完之后就坐在诊床上，晃着两腿和另一位素不相识的男孩聊天：大妈妈看得可好了……我喜欢让大妈妈给我看病……你也来让大妈妈看吧……

【大妈妈没给我打针】

3 岁的李瑞一见我就呜呜啦啦说了一段话，我疑惑地看一眼奶奶，奶奶这样翻译："他说不想打针。"我笑："你发烧了，需要查个血，然后再决定打不打针。"十几分钟后，奶奶带着他返回诊室，重新翻译了那段话："那次来这儿吐了大妈妈一身，大妈妈都没给打针。"诊室里的人都笑了。

【巧嘴女娃儿】

好清秀的女孩儿，1 岁 10 个月，眼睛水汪汪的，偷看我一眼，自言自语"娃不哭"，我笑"娃真乖"。她又偷看我一眼说"娃难过"，我又笑"娃不怕，姨看看啊"，再应"谢谢姨"，小手抱在胸前上下晃动。

【阿姨妈妈】

小水长大了,她依然叫我"阿姨妈妈"。小时候第一次来时,奶奶催她"叫啊,刚怎么给你说的?"她看看我又看看奶奶,为难地问"叫什么?"。奶奶仔细看我一眼问"叫阿姨还是叫奶奶?"我说"都行"。她妈妈说"教授这么年轻不能叫奶奶,叫大妈"。大人们正说着,她突然就开口叫我"阿姨妈妈",大家都笑了。我喜欢这个称呼。有一次她因热性惊厥来诊,坐长途车赶来,睡在奶奶怀里,小脸通红,人中被掐成紫色。我动她时她不乐意地哼哼。奶奶说"宝宝,是阿姨妈妈",她立刻就睁开双眼,一看我就咧嘴笑,弱弱地叫"阿姨妈妈",我心疼极了。爷爷趁机说给我们留个电话吧,我们路远……我毫不犹豫地在处方背面写下我的手机号。但这一家人却从来没有电话打扰过我。那个号码,只是定心丸。一眨眼似的,她就长大了。

【年过得好吗?】

一次出门诊,严重鼻塞,眼眶酸痛,三层口罩捂着大半张脸,呼吸不畅。突然一个清脆的童声响起:"张教授好,年过得好吗?"是我的小朋友当当来了。这清脆的童音让我立刻忘记了头面部的不适,我喜洋洋地说:"年过得很好,你呢?"

【聪明的鹦鹉】

1个2岁的男孩子特别爱学说话。我问:"孩子怎么了?"妈妈答:"他咳嗽了。"他跟着说"咳嗽了"。我问:"发烧吗?"

妈妈答："不发烧"，他跟着说"不发烧"。我问："精神好吗？"
妈妈答："玩得好着呢。"他跟着说"好着呢"。我问："吃药了吗？"
妈妈答："吃了好多药不管用。"他跟着说"不管用"。众人都笑。
妈妈说："给他打针吧！"他马上说"不打针不打针！"众人大笑。

【最高奖赏】

夜查房，一个4岁的小女孩在床上蹦着玩，她妈妈出去接水了。我抱住她，横抱了一会儿放在床上说："你好了，可以回家了。这么摔下来会很疼的。"她安静了几秒钟，突然说："护士阿姨你过来（被称为护士阿姨，说明面相不老），你蹲下。"我乖乖地过去，蹲在她的床前。她跪在床上比我高出一头。我仰视她，不知小家伙要做什么。忽然，她俯下头在我的左侧脸颊上轻轻一吻，全屋的人都笑了。她用那种小女孩娇羞的眼神望着我，好像在问"你对我的奖赏还满意吗？"这的确是一个意料之外的奖赏，我竟不知怎么回应，只是再度把她抱在怀里，贴着她温暖的小脸说"你好乖哟……"

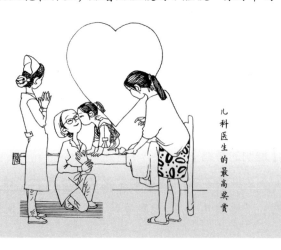

儿科医生的最高奖赏